Sitzungsberichte
der Akademie der Wissenschaften
der DDR
Mathematik – Naturwissenschaften – Technik

13 N

1985

Walter Kirsche

Oskar Vogt
1870-1959

AKADEMIE-VERLAG · BERLIN

Sitzungsberichte
der Akademie der Wissenschaften
der DDR
Mathematik – Naturwissenschaften – Technik

Jahrgang 1985 · Nr. 13/N

Walter Kirsche

Oskar Vogt 1870-1959

Leben und Werk und dessen Beziehung zur Hirnforschung der Gegenwart
Ein Beitrag zur 25. Wiederkehr seines Todestages

AKADEMIE-VERLAG · BERLIN
1986

Vortrag von Walter Kirsche,
Ordentliches Mitglied der Akademie der Wissenschaften der DDR, auszugsweise gehalten in der Sitzung des Plenums am 13. Dezember 1984

Herausgegeben im Auftrage
des Präsidenten der Akademie
der Wissenschaften der DDR
von Vizepräsident Prof. Dr. Heinz Stiller

ISBN 3-05-500 006-4
ISSN 0138-3965
Erschienen im Akademie-Verlag, Berlin-1086 Berlin, Leipziger Str. 3-4

Lizenznummer: 202 · 100/61/85
Printed in the German Democratic Republic
Gesamtherstellung: VEB Druckhaus Köthen
LSV 2035
Bestellnummer: 763 593 5 (2010 85/13/N)
00600

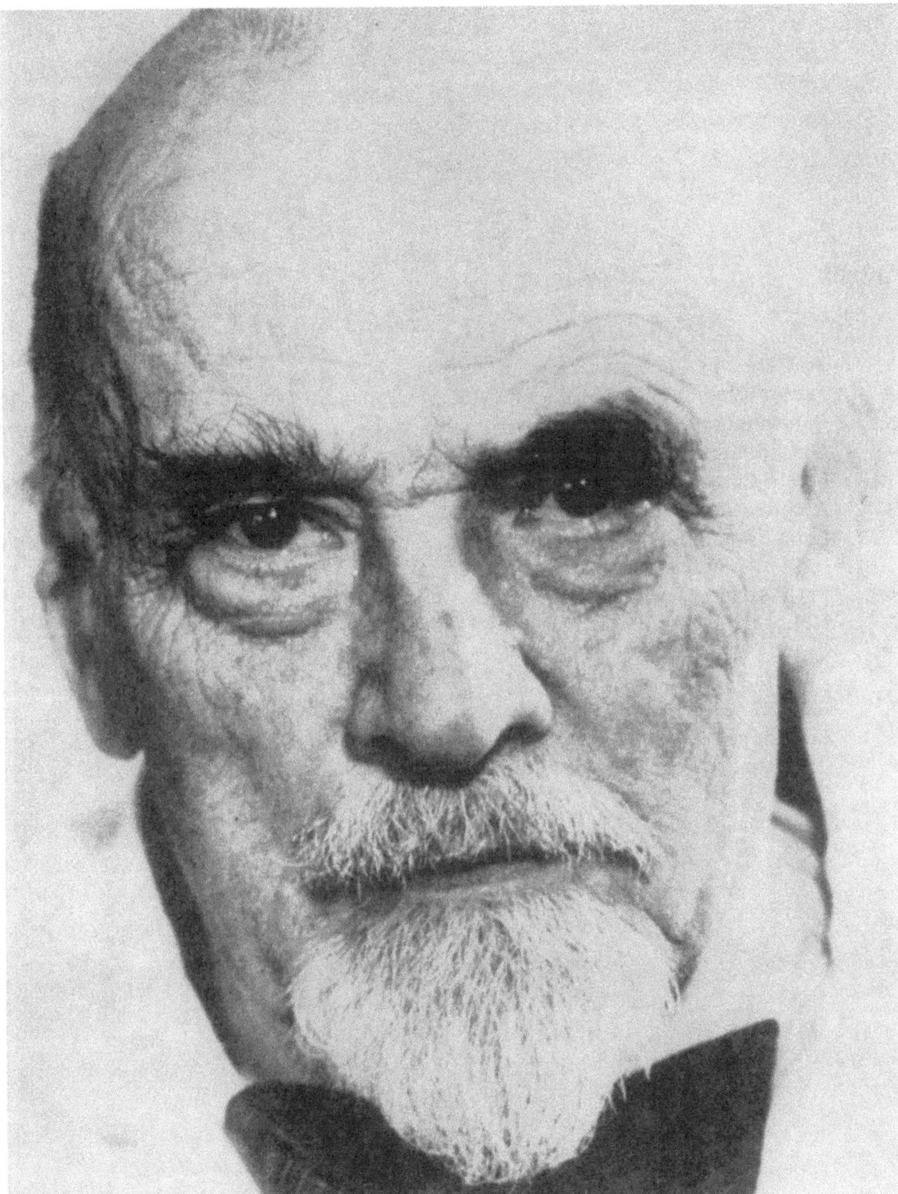

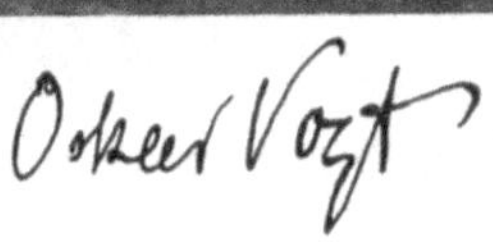

Abb. 1 Oskar Vogt 1870–1959. Begründer der architektonischen Hirnforschung. Ehrenmitglied der Akademie der Wissenschaften der DDR und Nationalpreisträger der DDR I. Klasse im Jahre 1950

Inhalt

Im Jahrbuch 1960 der Deutschen Akademie der Wissenschaften zu Berlin wird der Nachruf für Oskar Vogt mit folgenden Worten eingeleitet: „Durch den Tod von Oskar Vogt – verstorben in Freiburg/Br. am 31. Juli 1959 – hat die Deutschc Akademie der Wissenschaften eines ihrer hervorragendsten Mitglieder und die Wissenschaft wohl den größten Hirnforscher dieses Jahrhunderts verloren." Diese hohe Wertschätzung des wissenschaftlichen Lebenswerkes gibt uns Veranlassung, einige Worte des Gedenkens aus Anlaß seines 25. Todestages zu sprechen. Hinzu kommt noch, daß Oskar Vogt fast 40 Jahre in Berlin bis 1936 gewirkt hat und als Begründer deutsch-sowjetischer Wissenschaftskooperation eine besondere Bedeutung erlangte.

Es kann nicht Aufgabe dieser Würdigung sein, ein fast 90jähriges Forscherleben mit einer 64jährigen Publikationstätigkeit im Detail darzustellen, vielmehr erscheint eine Konzentration auf folgende Schwerpunkte geboten: 1. Stationen des Lebens, 2. Persönlichkeit, 3. Forschungsstrategie, 4. Die architektonische Hirnforschung Vogts, 5. Neuroarchitektonik – Kritik und Beziehung zur Hirnforschung der Gegenwart.

1. Stationen des Lebens

Oskar Vogt wurde am 6. April 1870 in Husum, einer Stadt in Schleswig-Holstein, als ältester Sohn des evangelisch-lutherischen Pfarrers Hans Friedrich Vogt geboren. Durch den frühen Tod seines Vaters waren die ökonomischen Verhältnisse für seine Mutter und ihre fünf Kinder sehr beschränkt. Erfreulicherweise erhielt Vogt ein Schülerstipendium des Gymnasiums in Husum und von einem Teil dieses Stipendiums kaufte er biologische Literatur. Seit dieser Zeit interessierte er sich für die Tierwelt seiner Heimat, wobei ihn das Variieren der Tiere und dessen Beziehung zur Umwelt und Vererbung besonders fesselte. In der Bibliothek des Gymnasiums konnte er die Arbeiten des Grazer Hummelforschers Hoffer einsehen. Angeregt durch diese Lektüre begann er schon 1886 eine Sammlung von Hummeln anzulegen, die am Ende seines Lebens über 300 000 Tiere umfaßte.

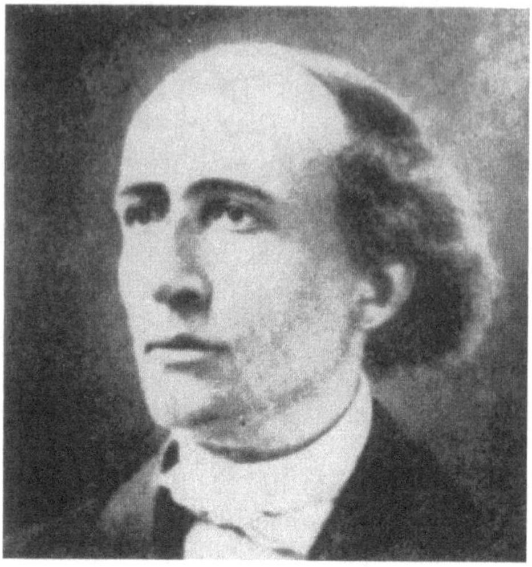

Abb. 2 Hans Friedrich Vogt 1835–1879. Evangelisch-lutherischer Pfarrer. Vater von Oskar Vogt

In seinen Studien über das Artproblem beschreibt er 1909 und 1911 auf der Grundlage einer Sammlung von damals etwa 60 000 Tieren 164 neue Formen und erkennt das Variieren der Tiere als eine allgemeine Erscheinungsform lebender Systeme, so daß seine späteren Untersuchungen über das Variieren von Hirnstrukturen und deren Korrelation zur Funktion Ausdruck seiner Fähigkeit zur Verallgemeinerung sind. Zum Hauptarbeitsinstrument für die Hirnuntersuchungen wurde das Mikroskop, welches er noch im 90. Lebensjahr benutzte. Sein erstes Mikroskop erhielt er von einem Berliner Naturfreund, dem er am Nordseestrand bei Husum half, die oberflächlichen Schlick-Schichten für Diatomeenstudien einzusammeln bzw. Proben nach Berlin zu schicken.

Als Oskar Vogt von seiner Heimatstadt Husum die Ehrenbürgerrechte verliehen wurden, nahm er in seinem Antwortschreiben dazu Stellung: „Dieses mein erstes Mikroskop verdanke ich also Husumer Diatomeen. Ich habe als Primaner viel mikroskopiert und kam auf diese Weise nicht als absoluter Neuling im Mikroskopieren auf die Universität."[1] In diesem Schreiben erwähnt Vogt ferner, daß durch zahlreiche Gespräche in Husum mit dem damaligen Privatdozenten Ferdinand Tönnis (später Professor für Soziologie/Nationalökonomie in Kiel), sein Interesse für Psychologie und Philosophie geweckt wurde. Durch Ferdinand Tönnis wurde demnach seine geistige Entwicklung stark beeinflußt und so auch seine Entscheidung mit 18 Jahren das Studium der Psychologie an der Universität Kiel zu beginnen.

Schon in Kiel wechselte er jedoch zum Medizinstudium und ging 1890 nach Jena, wo der Zoologe Ernst Haeckel und der Anatom Max Fürbringer seine

Lehrer waren und seine Neigungen zum Studium der Entstehung der Arten und zur vergleichenden Morphologie stärkten. In dieser Zeit war er Assistent am Anatomischen Institut der Universität Jena.[2] Besonders Ernst Haeckel, dem er „nie versiegende Anregungen" (C. und O. Vogt 1922) verdankt, galt seine Verehrung und in seinen Studien über das Artproblem vertritt er noch 1921, wie Ernst Haeckel, die Vererbung erworbener Eigenschaften auf der Grundlage seiner Untersuchungen an Hummeln: „Wenn trotzdem in den einzelnen Bezirken nur eine bestimmte Färbung vorkommt, so geht daraus hervor, daß Milieuverhältnisse erblich fixierte ‚geographische Subspecies' zu schaffen in der Lage sind" (O. Vogt 1921).

1893 legte Oskar Vogt das medizinische Staatsexamen ab und ging danach bis 1894 als Assistent der psychiatrischen Klinik zu Otto Binswanger in Jena, um seine Kenntnisse in Psychiatrie, Neurologie und Neuroanatomie zu vertiefen. Mit seinem selbst gewählten neuroanatomischen Thema promovierte er 1894 in Jena: „Über Fasersysteme in den mittleren und kaudalen Balkenabschnitten" (O. Vogt 1895).

Entscheidend für seine weitere Entwicklung war seine Tätigkeit bei August Forel, der damals Direktor einer großen Nervenklinik in Burghölzli war. Die erste Begegnung zwischen Vogt und Forel schildert Forel (1935) in seinen Lebenserinnerungen:

> „Im Juli 1894 besuchte mich ein junger Arzt namens Dr. Oskar Vogt. Er bat mich, meine Kliniken, meine Vorlesungen und mein Laboratorium (letzteres war allerdings, wie gesagt, bedenklich verödet) besuchen zu dürfen und sagte mir etwa folgendes: ‚Herr Professor, ich habe ziemlich viel hirnanatomische Studien gemacht, speziell über den Fornix (einen Gehirnteil), und ich habe gefunden, daß Sie sich da sehr geirrt haben. Ich möchte Ihnen die Sache zeigen.' In der ersten Sekunde kam mir diese Art, sich bei mir einzuführen, etwas sonderbar vor, und ich hatte einen Augenblick innern Aerger; doch ließ ich es nicht merken und sagte zu ihm: ‚Nun gut, wir wollen die Sache zusammen anschauen und wenn Sie recht haben, sollen Sie meine Irrtümer nur gründlich und ungeniert widerlegen'. Er zeigte mir in der Tat eine ganze Reihe sehr guter Gehirnpräparate, und ich mußte mich überzeugen, daß er recht hatte. Seine ungeschminkte Art und vor allem seine wissenschaftliche Objektivität imponierten mir sehr, da sie wohltuend mit den gewöhnlichen höflichen Schmeicheleien oder Lobhudeleien kontrastierten, so daß wir bald gute Freunde wurden."

Forel war ein prominenter Schweizer Nervenarzt, Hirnanatom und Insektenforscher, so daß O. Vogt auf der Grundlage dieser geistigen Gemeinsamkeiten eine tiefe Zuneigung und Verehrung für August Forel empfand. Forel war außerdem ein Meister der Hypnose, die er therapeutisch nutzte. Oskar Vogt ließ sich von Forel in die Hypnose und Psychotherapie einführen, die er bald so meisterhaft beherrschte, daß sich Forel entschloß, dem 24jährigen Oskar Vogt die Mitherausgeberschaft der Zeitschrift „Hypnotismus" zu

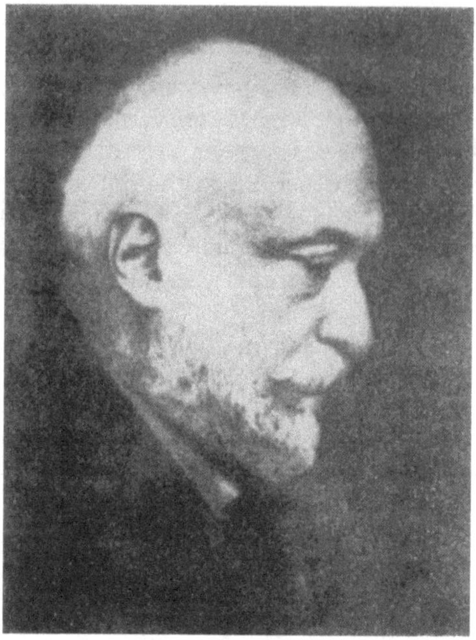

Abb. 3 August Forel, 1848–1931. Schweizerischer Neurologe, Psychiater und Entomologe. Lehrer Oskar Vogts, Mitherausgeber der Zeitschrift für Hypnotismus und später des Journals für Psychologie und Neurologie (Leipzig). Vogt empfand für Forel eine tiefe Verehrung, die auf Geistesverwandtschaft beruhte (aus Forel, 1935)

übertragen. Diese Zeitschrift entwickelte sich nach I. H. Schultz zu einem „wissenschaftlichen Organ ersten Ranges".[3] Vogt veröffentlichte in dieser Zeitschrift seine Arbeiten über Hypnotismus und Psychotherapie und lieferte eine theoretische und praktische Fundierung der Hypnose, die er zugleich von mystischem Beiwerk befreite. Damit wurde Vogt zum Begründer der wissenschaftlichen Hypnoseforschung in Deutschland (Schulze 1963). Ebenso wie Forel nutzte er die Hypnose therapeutisch besonders während seiner nervenärztlichen Tätigkeit in Alexandersbad.

Obgleich Oskar Vogt auf dem Gebiete der Hypnose sowohl hinsichtlich der Ergebnisse seiner wissenschaftlichen Arbeiten als auch in seiner ärztlichen Tätigkeit besonders erfolgreich war, konnte ihn diese Arbeitsrichtung allein nicht voll befriedigen. Seine Zielstellung lag in der Aufklärung der materiellen Grundlagen normaler und pathologischer psychischer Vorgänge im Gehirn, so daß die Hirnanatomie zunehmend in den Mittelpunkt seines Interesses trat. Deshalb ging Vogt zunächst vom Oktober 1884 bis Juni 1895 als Assistent zu Paul Flechsig nach Leipzig[2], der auf der Grundlage seiner myelogenetischen Untersuchungen die Lehre von der Existenz von Assoziationszentren publiziert hatte, mit der sich Oskar Vogt später in mehreren Arbeiten kritisch auseinandersetzte.

Unbefriedigt von dem Aufenthalt bei Paul Flechsig ging Vogt 1897 nach Paris, um die neuroanatomischen Arbeiten des Ehepaares Dejerine-Klumke kennen zu lernen und selbst auf diesem Gebiet zu arbeiten. Daneben hörte er zur eigenen Weiterbildung Vorlesungen über Neurologie bei Pierre Marie und Babinski. Der Studienaufenthalt in Paris war für Vogt von grundlegender Bedeutung. Hier entschied er sich endgültig für eine morphologisch orientierte Hirnforschung mit der Zielstellung eine „Wechselbefruchtung zwischen Hirnanatomie und Psychologie" (Vogt 1895) zu erreichen.

In Paris begegnete Oskar Vogt 1898 Cécile Mugnier, einer Schülerin Pierre Maries, die Oskar Vogt nach Abschluß des Medizinischen Staatsexamens in Paris nach Berlin folgte. Hier hatte Vogt im Alter von 28 Jahren die „Neurobiologische Zentralstation" am 18. 5. 1898 in einem Berliner Miethaus in der Magdeburger Straße 16 mit privaten Mitteln aus seiner nervenärztlichen Tätigkeit gegründet. Nach der Eheschließung mit Cécile Mugnier 1899 in Berlin begann hier eine so enge und erfolgreiche wissenschaftliche Zusammenarbeit, daß ein gemeinsames Lebenswerk entstand. Eine Würdigung Oskar Vogts schließt deshalb die Leistungen seiner Lebensgefährtin Cécile

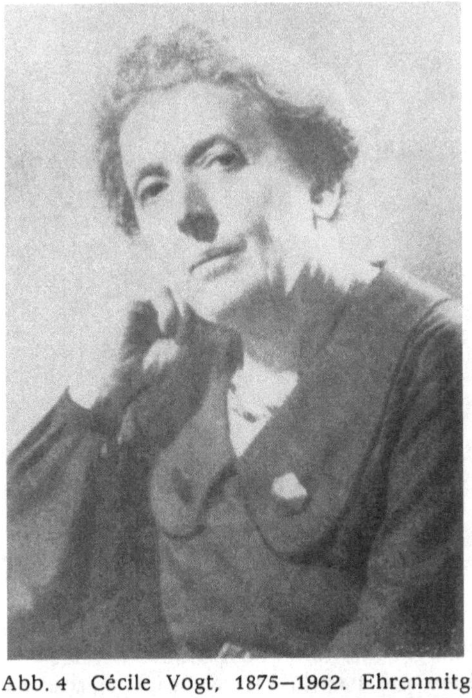

Abb. 4 Cécile Vogt, 1875—1962. Ehrenmitglied der Akademie der Wissenschaften der DDR und Nationalpreisträger der DDR I. Klasse 1950.

Vogt grundsätzlich mit ein, auch wenn ihr Name nicht besonders genannt wird. Ramon y Cajal, Nobelpreisträger und Träger der Helmholtz-Medaille unserer Akademie, nimmt hierzu Stellung: „Mit welcher Bewunderung und nicht ohne gewissen Neid denke ich an einige herrliche Ehepaare, die beide in der gemeinsamen Arbeit im Laboratorium, zu der sie beide das Beste ihrer geistigen Fähigkeiten und technischen Begabungen hergaben, aufgehen" (Ramon y Cajal 1933). Als Beispiele erwähnte er die Ehepaare Déjerine-Klumke und Marie und Pierre Curie in Paris sowie Cécile und Oskar Vogt.

Die private „Neurobiologische Zentralstation" wurde 1902 in das „Neurobiologische Laboratorium der Universität" umgewandelt. Das Laboratorium verblieb auch nach der Umwandlung in drei Stockwerken des Miethauses in der Magdeburger Straße. Im Parterre wohnte der Hausmeister und im 1. Stock befanden sich Räume für die ärztliche Tätigkeit Vogts, Mikroskopierräume für Mitarbeiter sowie ein Raum, der als Sekretariat und Bibliothek genutzt wurde. In der 2. Etage befanden sich die Laboratorien für die mikroskopische Arbeit, ausgerüstet mit speziellen großen Hirnschnittmikrotomen. Im 3. Stock war die Fotoabteilung untergebracht, in der für die da-

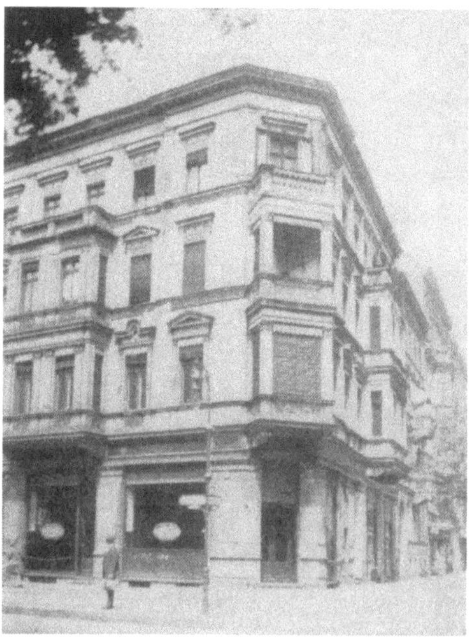

Abb. 5 Berliner Miethaus in der Magdeburger Str. 16, in dem Oskar Vogt 1898 die „Neurobiologische Zentralstation" gründete, die 1902 in das „Neurobiologische Laboratorium der Universität Berlin" umgewandelt wurde

malige Zeit ungewöhnlich große Fotografien von Hirnschnitten angefertigt wurden. Dazu existierte in dieser Etage ein Raum für Versuchstiere. Die Einrichtung war außerordentlich bescheiden und die Bedingungen für Tierversuche sehr primitiv, so daß die umfassenden wissenschaftlichen Ergebnisse um so mehr zu bewundern sind.[4]

Zur Verbesserung der materiellen Bedingungen für die Hirnforschung erreichte Oskar Vogt 1915 die Gründung des Kaiser-Wilhelm-Institutes für Hirnforschung. Wegen Ausbruch des 1. Weltkrieges wurde der Bau dieses Institutes sistiert, so daß die in der Magdeburger Straße befindlichen Forschungsräume als „Neurobiologisches Laboratorium der Universität" und zugleich als „Kaiser-Wilhelm-Institut für Hirnforschung" existierten. Neben einem bescheidenen Etat der Universität standen nunmehr auch Mittel der Kaiser-Wilhelm-Gesellschaft zur Verfügung, doch mußte Oskar Vogt trotzdem einen umfangreichen Schriftwechsel führen, um die nötigen Mittel für die Forschungsarbeit zu erhalten. Außerdem steuerte er aus seinen Privatmitteln zur Erhaltung des Institutes etwa 50 000 Mark bei.[5] In seinen Dankesworten nach Verleihung der Erb-Denkmünze erwähnt Oskar Vogt: „Dann kamen Jahre, in welchen C. Vogt und ich nicht einmal wußten, ob wir unsere eigenen Arbeiten weiter fortsetzen könnten, wo eine Schließung des Institutes um jeden Monat drohte" (O. Vogt 1926 a).

Besondere Schwierigkeiten entstanden nach der Inflation. In einem Schreiben an die Friedrich-Wilhelms-Universität vom 6. 7. 1925 betont Oskar Vogt, daß es ganz unmöglich sei, „mit den für 1924 bewilligten Sachetatsmitteln das Neuro-Biologische Laboratorium – selbst in seiner jetzigen eingeschränkten Form – auf die Dauer aufrechtzuerhalten. Das gilt schon für 1925 und erst recht für 1926. Die Arbeiten des Laboratoriums ließen sich nur dadurch durchführen, daß die Kaiser-Wilhelm-Gesellschaft einen Teil der technischen Angestellten in den letzten Jahren bezahlt hat ..."[6]. Wegen der schwierigen ökonomischen Situation hatte Oskar Vogt ohnehin auf jede wesentliche Ergänzung seines Instrumentariums seit Kriegsbeginn verzichten müssen.

In dieser Zeit erreichte Vogt ein Schreiben vom 31. 12. 1924 des bekannten russischen Neuropathologen Prof. Dr. Minor,[7] der in Deutschland durch seine wissenschaftlichen Arbeiten und als Mitherausgeber des Handbuches der pathologischen Anatomie des Nervensystems (1904) gut bekannt war. Minor war Nestor der Kommission für die Gestaltung der anatomischen Untersuchungen des Gehirnes Lenins, der am 21. Januar 1924 an den Folgen arteriosklerotischer Veränderungen verstorben war. In dem Schreiben von Minor war für Vogt der ehrenvolle Auftrag der sowjetischen Regierung enthalten, das Gehirn Lenins cytoarchitektonisch in Moskau zu untersuchen. Mit der Annahme dieses Auftrages wurde zugleich die Zusicherung der sowjetischen Regierung gegeben, in Moskau ein modernes Staatsinstitut für Hirnforschung zu errichten. Von der deutschen Regierung wurde zu dem Angebot an Vogt eine positive Stellung eingenommen (Richter 1976 a).

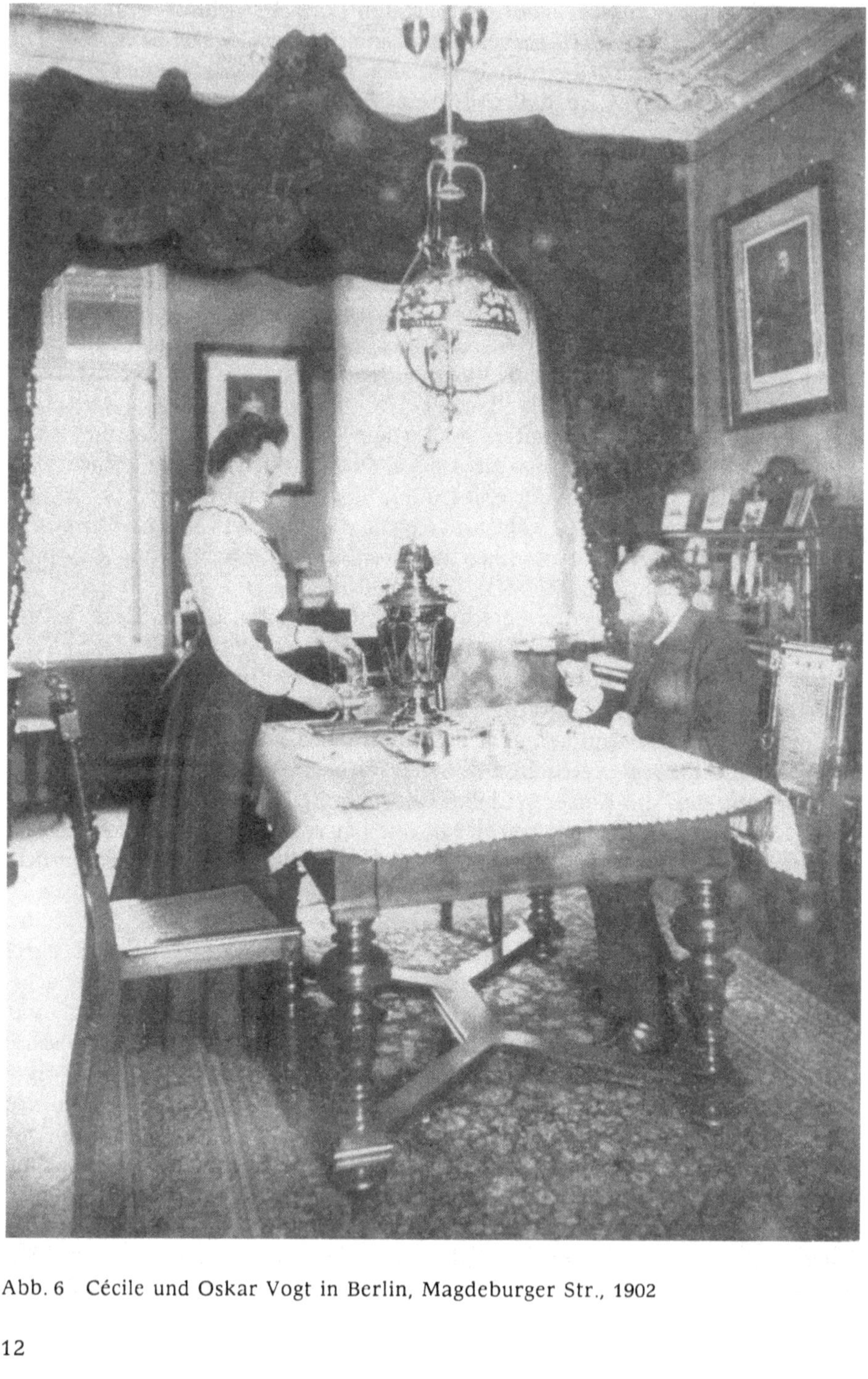

Abb. 6 Cécile und Oskar Vogt in Berlin, Magdeburger Str., 1902

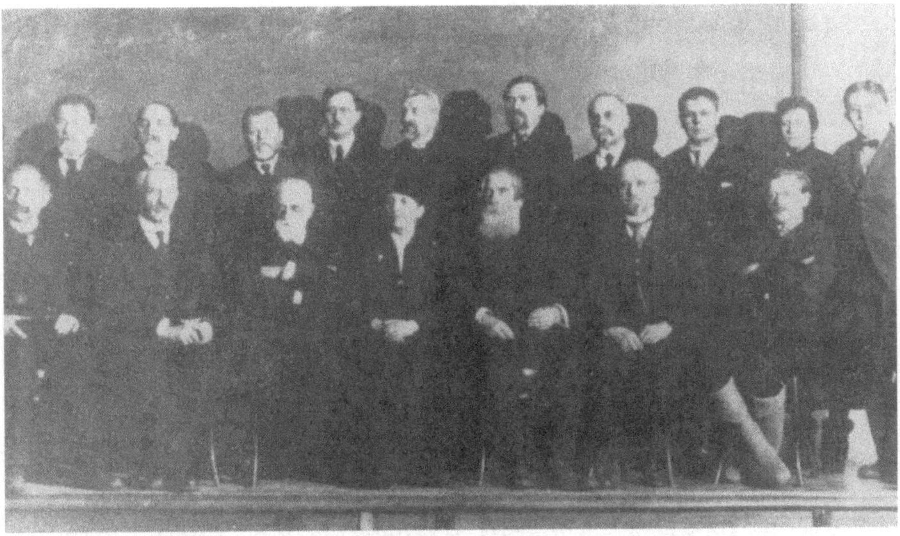

Abb. 7 Cécile und Oskar Vogt mit Teilnehmern einer wissenschaftlichen Konferenz in Moskau, 1923. Vordere Reihe: 3. von links: Lazar Solomonovič Minor (1855–1942); anschließend: Cécile Vogt (1875–1962); Wladimir Michailowitsch Bechterew (1857–1927); Oskar Vogt (1870–1959)

Zunächst wurde in den Jahren 1925 bis 1927 das Gehirn Lenins in lückenlose Hirnschnittserien zerlegt, um 1927 mit der Durchführung der histologischen Untersuchungen zu beginnen. 1928 wurde das Moskauer Hirnforschungsinstitut gegründet und Oskar Vogt zum Direktor berufen (Adrianov und Amunz 1979). Während der Moskauer Zeit hatten sich Mitarbeiter des Institutes, Filimonow, Sapir, Sarkissow und Popoff – zeitweise im Berliner Hirnforschungsinstitut – mit der architektonischen Hirnforschung vertraut gemacht und 1927 wurde Filimonow zum stellvertretenden Direktor des Institutes in Moskau ernannt (Vogt 1929).

Vogt war in der Sowjetunion ein außerordentlich geschätzter Hirnforscher, so daß seine Wahl für diese Aufgabe verständlich erscheint. Aus einem Schreiben von Ministerialdirektor Wallroth an Staatsminister Hergt vom 26. Mai 1925 ist ersichtlich, daß der Sachverhalt auch in Deutschland gut bekannt war: „Herr Professor Vogt – dem bekanntlich die Untersuchung des Gehirns von Lenin und zu diesem Zweck der Ausbau und die Leitung eines bedeutenden Hirnforschungsinstitutes in Moskau übertragen worden ist – erfreut sich nach den Berichten des Herrn deutschen Botschafters in Moskau bei der Moskauer wie bei der Transkaukasischen Regierung ebenso wie in der gesamten medizinisch-wissenschaftlichen russischen Welt überhaupt der denkbar größten Wertschätzung und weitgehendsten Förderung."[8] Auch Oskar

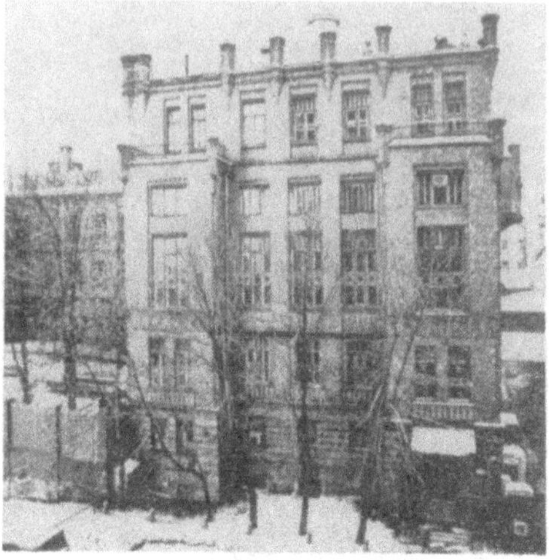

Abb. 8 Hirnforschungsinstitut der Akademie der Medizinischen Wissenschaften der UdSSR in Moskau. Gründung 1928. Direktoren: O. Vogt (1928–1931), S. A. Sarkissow (1932–1968) G. D. Smirnow (1969–1973), O. S. Adrianow (seit 1973)

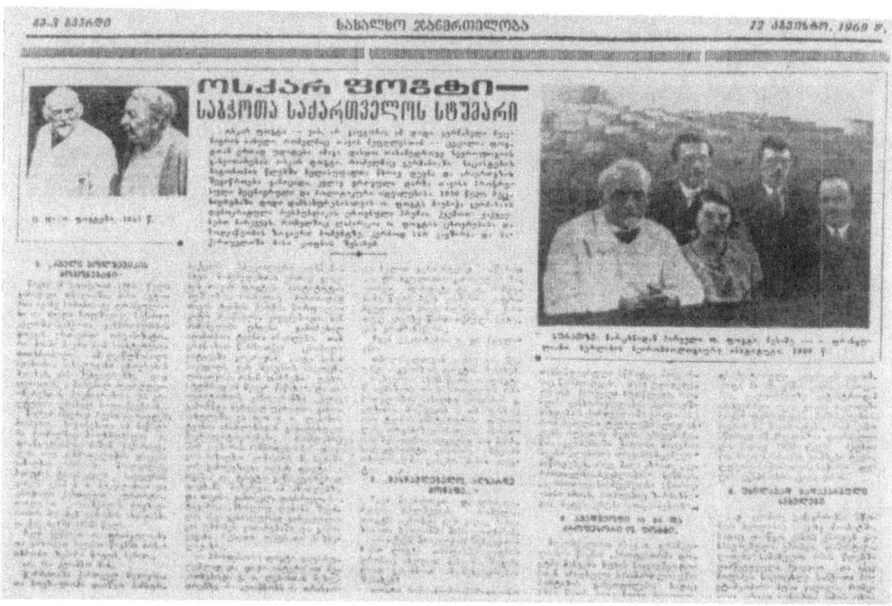

სახალხო განათლება

ოსკარ ფოგტი—
საბჭოთა საქართველოს სტუმარი

Abb. 9 Die von O. Vogt in der UdSSR gehaltenen Vorträge fanden große Beachtung. In einer grusinischen Tageszeitung wird in Vorbereitung des 100. Geburtstages von Lenin 1969 an die Vorträge Oskar Vogts in Tbilissi vor fast 30 Jahren erinnert

Vogts Untersuchungen zur Variabilität von Insekten einschließlich spezieller Studien an kaukasischen Tieren waren in der Sowjetunion gut bekannt, so daß ihm von der Georgischen Regierung auch die Leitung der zoologisch-genetischen Abteilung des Institutes zur Erforschung des Kaukasus angetragen wurde.[9]

Oskar Vogt hatte 1930 die Leitung des Moskauer Hirnforschungsinstitutes im wesentlichen seinen sowjetischen Mitarbeitern übertragen, um sich wieder uneingeschränkt den Aufgaben in Berlin widmen zu können (Richter 1976 a). Von 1932 bis 1968 waren Sarkissow, von 1969–1973 Smirnow Direktoren dieses Institutes, das seit 1973 von A. S. Adrianow geleitet wird und sich zur führenden Einrichtung der UdSSR zur Erforschung von Struktur und Funktion des Gehirnes entwickelt hat.

In Berlin konnte inzwischen der Bau des bereits 1914 gegründeten Kaiser-Wilhelm-Institutes für Hirnforschung in Berlin-Buch nach den wohl durchdachten Plänen Oskar Vogts mit staatlichen Mitteln und mit finanzieller Hilfe der Rockefeller-Foundation in Angriff genommen werden. Am 2. Juni 1931 erfolgte die Einweihung des Institutes unter Anwesenheit des Präsidenten der Kaiser-Wilhelm-Gesellschaft Max Planck. In seiner Festrede sprach

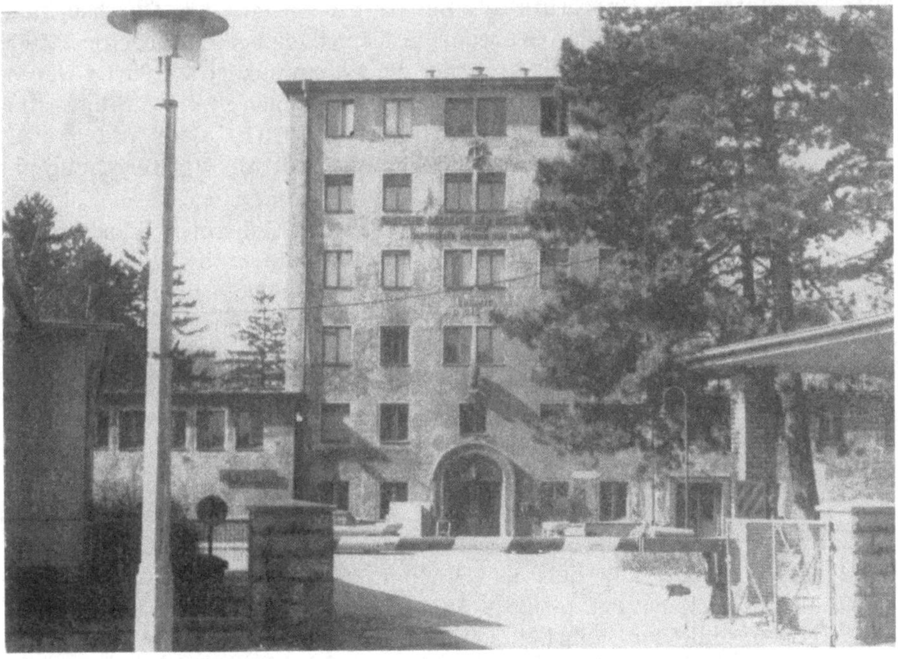

Abb. 10 Das ehemalige Kaiser-Wilhelm-Institut für Hirnforschung in Berlin-Buch. Baubeginn 1928. Einweihung 1931. Das Gebäude wird heute von den Zentralinstituten für Krebsforschung und Molekularbiologie genutzt

Max Planck im Hinblick auf die bisherigen Leistungen des Institutes von „einem bewundernswerten Fortschritt“ und ging dann auf Vogts zentrales Anliegen der Hirnforschung ein: „Was gäbe es für den unbefangenen Beobachter Interessanteres und Reizvolleres, als die Aussicht auf eine gründliche Erforschung jener geheimnisvollen Vorgänge, die sich in den Regionen des menschlichen Gehirns abspielen, des kostbarsten Besitzes, den ein jeder sein eigen nennt? Unvergeßlich wird demjenigen, der einmal die feinen hier angefertigten Gehirnschnitte in Augenschein genommen hat, der Eindruck des so wundersam zusammengesetzten Bildes in Erinnerung haften, und unaufhörlich drängend wird ihm die Frage bleiben nach dem Zusammenhang seiner verwickelten Struktur mit den Bewußtseinsvorgängen.“ [10]

Wie sehr die bisherigen Arbeiten Oskar Vogts und seiner Mitarbeiter auch im Ausland geschätzt wurden ist einem handschriftlichen Brief vom 24. 5. 1931 in deutscher Sprache von Pawlow an den Präsidenten der Kaiser-Wilhelm-Gesellschaft Max Planck zu entnehmen: „Herzlich wünsche ich und fest glaube ich an die glänzenden Erfolge des neuen Institutes in der Lösung der höchsten Aufgabe, welche vor der Menschheit steht.“ [11]

Bedauerlicherweise war es Oskar Vogt nicht vergönnt, in dem neuen Forschungsinstitut ungestört der wissenschaftlichen Arbeit nachzugehen. Bereits 1933 ereigneten sich Übergriffe des Bucher SA-Sturmes mit Durchsuchung der Institutsräume und der Wohnungen verschiedener Mitarbeiter. Zwei Mitarbeiter des Institutes, die Mitglieder der kommunistischen Partei waren, und zwei parteilose Mitarbeiter wurden festgenommen und „während stundenlanger Verhöre grausam mißhandelt“ (Richter 1976 b).

In einem Beitrag über das Kaiser-Wilhelm-Institut für Hirnforschung hat Richter (1976 b) eingehend die Ergebnisse seiner Recherchen dieser Zeit dargestellt. Der Autor zitiert auch das Schreiben des Geheimen Staatspolizeiamtes in der Prinz-Albrecht-Straße, als Antwort auf eine Beschwerde des Präsidenten der Kaiser-Wilhelm-Gesellschaft Max Planck über die SA-Terrorakte: „Herausfordernde Bemerkungen des Institutsdirektors und seines Anhanges über die SA und den Nationalsozialismus, seine immer wieder zutage tretenden Begünstigungshandlungen Juden gegenüber, die Unterlassung der Unterbindung bzw. die stillschweigende Duldung kommunistischer Propaganda und die Beschäftigung von Ausländern hatten einen Spannungszustand geschaffen, der in irgendeiner Form eine Auslösung finden mußte.“ In diesem Schreiben wird ferner betont, daß die „politischen und rassischen Verhältnisse am Kaiser-Wilhelm-Institut eine Nachprüfung von berufener Seite notwendig machen dürften“ (Richter 1976 b). Aus persönlichen Gesprächen mit Oskar Vogt ist dem Autor bekannt, daß diese dargestellten Umstände absolut der Wahrheit entsprechen. Als aufrechter, humanistisch gesinnter Gelehrter mit großer sozialer Verantwortung und internationaler Gesinnung stand er im krassen Widerspruch zu der sich entwickelnden faschistischen Diktatur.[12] Mit einem Rundschreiben an alle Mitarbeiter vom

17. 7. 1933 versuchte Oskar Vogt dem zunehmenden politischen Druck mit deutlichen Worten Widerstand zu leisten: „Eingriffe lokaler Parteiinstanzen in das Institut werden als Hausfriedensbruch verfolgt werden ... Während der Dienstzeit hat jede politische Tätigkeit zu ruhen. Urlaub dafür kann nicht erteilt werden.“ [13]

Die im Schreiben des Geheimen Staatspolizeiamtes angeführten Sachverhalte und seine Tätigkeit in Moskau sowie seine engen freundschaftlichen Verbindungen zu zahlreichen sowjetischen Gelehrten und zu Vertretern der sowjetischen Regierung führten schließlich 1935 unter Vertragsbruch zur Kündigung seines Vertrages mit der Kaiser-Wilhelm-Gesellschaft und damit zur Versetzung in den dauernden Ruhestand. Aus einem Schreiben Oskar Vogts an den Verwaltungsdirektor der Friedrich-Wilhelm-Universität vom 3. 6. 1935 geht hervor, daß Oskar Vogt nicht emeritiert werden sollte, sondern nur für eine Pension vorgesehen war, obwohl ihm in Besprechungen zur Übergabe seines Privatinstitutes an die Universität im Jahre 1901 eine Gleichstellung mit einem Hochschullehrer zugesichert worden war.[14]

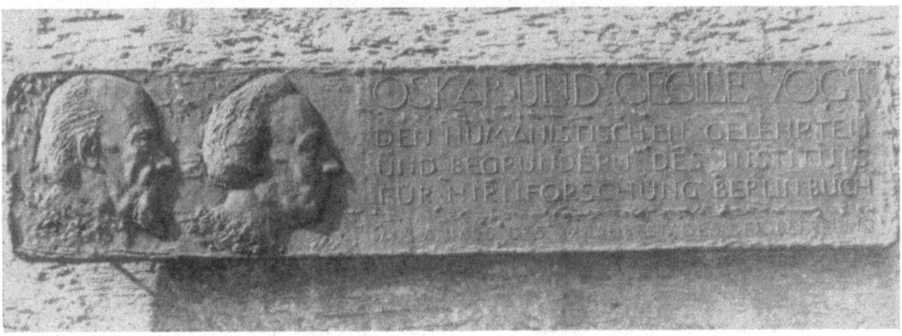

Abb. 11 Gedenktafel am ehemaligen Kaiser-Wilhelm-Institut für Hirnforschung mit der Aufschrift: Oskar und Cécile Vogt den humanistischen Gelehrten und Begründern des Instituts für Hirnforschung Berlin-Buch. Aus Anlaß des XX. Jahrestages der Befreiung

Auf Vorschlag von Oskar Vogt wurde zum 1. 4. 1937 Hugo Spatz als neuer Direktor des Hirnforschungsinstitutes in Berlin-Buch berufen, das er auch während des Krieges leitete. Heute werden die Räume des ehemaligen Hirnforschungsinstitutes vom Zentralinstitut für Krebsforschung und vom Zentralinstitut für Molekularbiologie genutzt. Am Eingang des Gebäudes werden Cécile und Oskar Vogt mit einer Gedenktafel geehrt mit der Aufschrift „Oskar und Cécile Vogt den humanistischen Gelehrten und Begründern des Institutes für Hirnforschung Berlin-Buch. Aus Anlaß des XX. Jahrestages der Befreiung.“

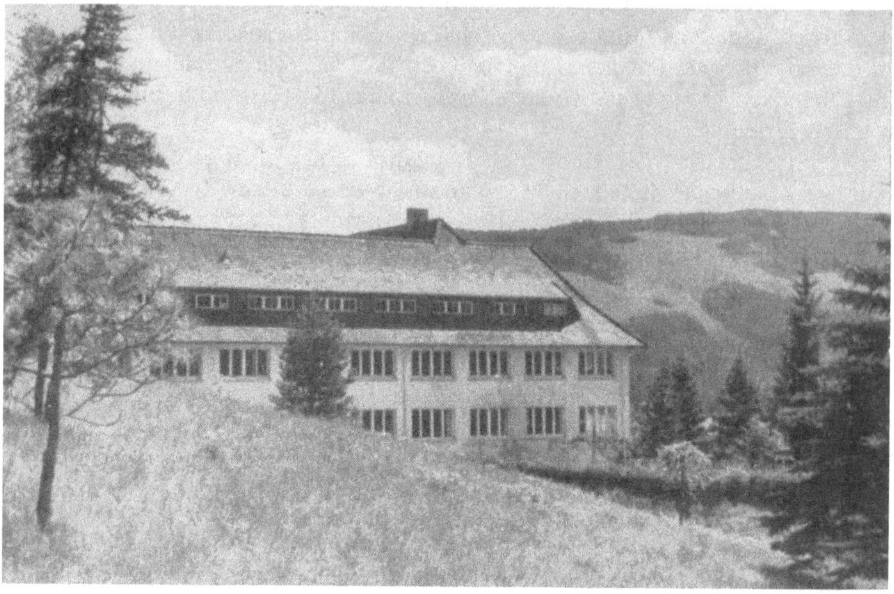

Abb. 12 Institut für Hirnforschung und allgemeine Biologie in Neustadt im Schwarzwald, in dem Cécile und Oskar Vogt von 1937–1959 arbeiteten

Es entspricht der Persönlichkeit Oskar Vogts, daß er trotz seiner Entlassung als Direktor des Hirnforschungsinstitutes in Berlin-Buch auf Grund seiner Willensstärke und Leidenschaft für die Hirnforschung nicht aufgab, sondern mit privaten Mitteln und Spenden aus seinem Patientenkreis in Neustadt im Schwarzwald das „Institut für Hirnforschung und allgemeine Biologie" errichtete. Von Oskar Vogt wurde zu diesem Zwecke die Deutsche Hirnforschungs-Gesellschaft m.b.H. in Essen gegründet und Oskar Vogt zum ehrenamtlichen Geschäftsführer bestellt. Von den wissenschaftlichen und technischen Kräften des Kaiser-Wilhelm-Institutes für Hirnforschung siedelten am 1. 4. 1937 neben Cécile Vogt folgende Mitarbeiter nach Neustadt über: E. Strasburger, K. Sgonina, E. Heyse, D. Beheim, R. Hassler und W. Schumann (Vogt 1936).

In Neustadt entwickelten C. und O. Vogt eine intensive Forschungstätigkeit, die in zahlreichen Publikationen ihren Niederschlag fand. In einem Arbeitsprogramm für das neu errichtete Institut (O. Vogt 1936; C. und O. Vogt 1953) wird die Pflege der „somatischen Seite der Leib-Seele-Erscheinungen" als Schwerpunkt genannt, wobei das hirnanatomische Programm die abschließende Darstellung der normalen Architektonik des Großhirns und des Thalamus, die Auswertung des gesammelten pathologischen Materials und die Erforschung von Gehirnen besonders Begabter enthält. Für hirnanato-

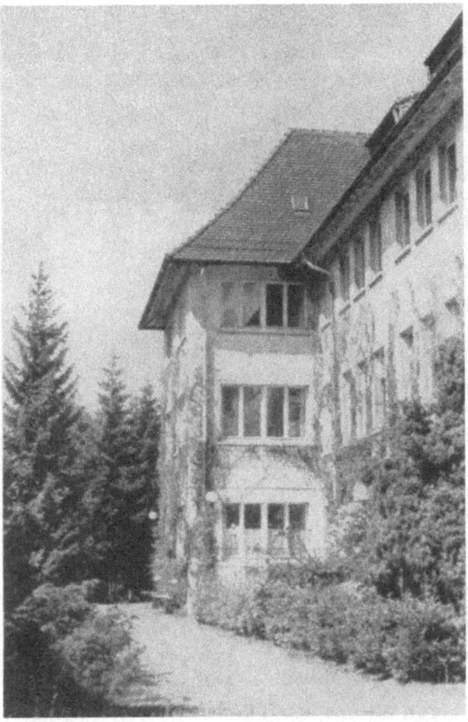

Abb. 13 Vorderseite des Institutes für Hirnforschung und allgemeine Biologie in Neustadt im Schwarzwald. Das Gebäude wird heute im Sinne Vogts als „Klinik Haus Vogt – Fachklinik für Kinder- und Jugendpsychiatrie" genutzt

mische Untersuchungen war das Institut äußerst zweckmäßig eingerichtet und verfügte über eine wertvolle Sammlung von über 450 Schnittserien allein von menschlichen Gehirnen.

Die Lage des Institutes an einem Südwesthang mit Blick auf die reizvolle Schwarzwald-Landschaft, der das Institut umgebende Park mit von Vogt gesammelten seltenen Koniferen boten eine äußerst geeignete Basis für eine geistige Sammlung und Konzentration auf Fragen der Forschung. In der Zeit geistiger Unfreiheit war das Institut zugleich auch ein „Hort für Gesinnungsgenossen und politisch und rassisch Verfolgte" (Hassler 1970). In dieser von humanistischer Gesinnung und Leidenschaft für die Hirnforschung geprägten Atmosphäre arbeitete Oskar Vogt zusammen mit seiner Frau bis zum 90. Lebensjahr. Wer das Glück hatte, an diesem Institut einige Zeit die Gastfreundschaft in Anspruch nehmen zu dürfen, dem wird die Begegnung mit Cécile und Oskar Vogt unvergessen bleiben.

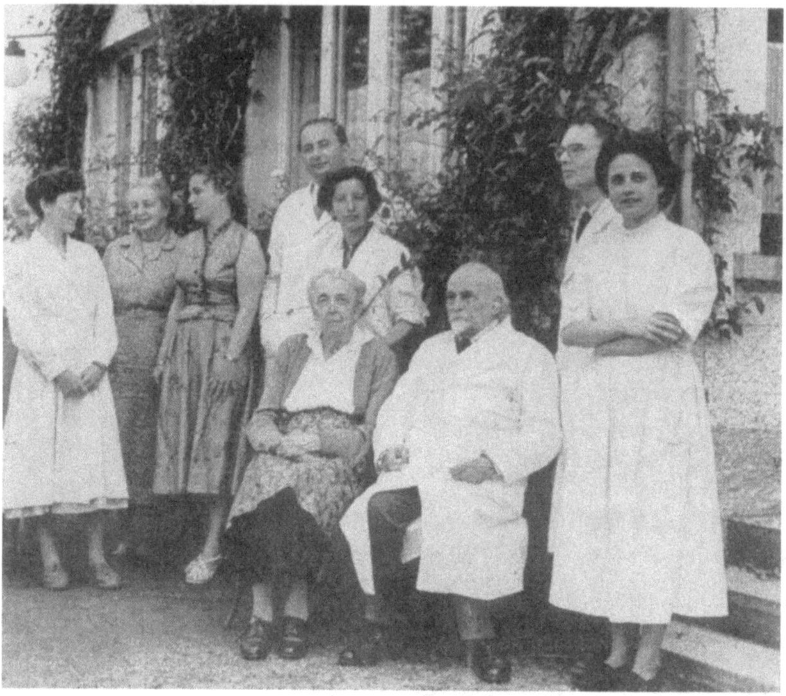

Abb. 14 Cécile und Oskar Vogt im Alter von 82 und 87 Jahren im Kreise von Mitarbeitern und Gästen. Neustadt im Schwarzwald, 1957. Von links nach rechts: Dr. M. Gihr, wiss. Assistentin; S. Henschen und K. Kirsche,Gäste; Dr. Fr. Sanides, wiss. Assistent; M. Grosse, Photomeisterin; Dr. W. Treff, wiss. Assistent; Dr. C. Krauss, wiss. Assistentin

2. *Persönlichkeit und Ehrungen*

Oskar Vogt war eine außergewöhnliche Persönlichkeit, die durch grenzenlose Hingabe an die Wissenschaft, Zielstrebigkeit und eine progressive Geisteshaltung geprägt war. Auf dem Boden einer materialistischen Weltanschauung, die durch seine Lehrer Ernst Haeckel und vor allem durch August Forel mit geformt wurde, stand er fortschrittlichen gesellschaftlichen Ideen nahe. Wie sein Lehrer August Forel so hat sich auch Oskar Vogt mehrfach gesellschaftskritisch geäußert. Er fordert von einem modernen Menschen, daß er sich die letzten allgemeinen Ergebnisse der Wissenschaft aneignet und diese zur Grundlage seiner Weltanschauung und seines Handelns macht. Er läßt nur jenen Staat als modern gelten, dessen „Gestaltung und dessen

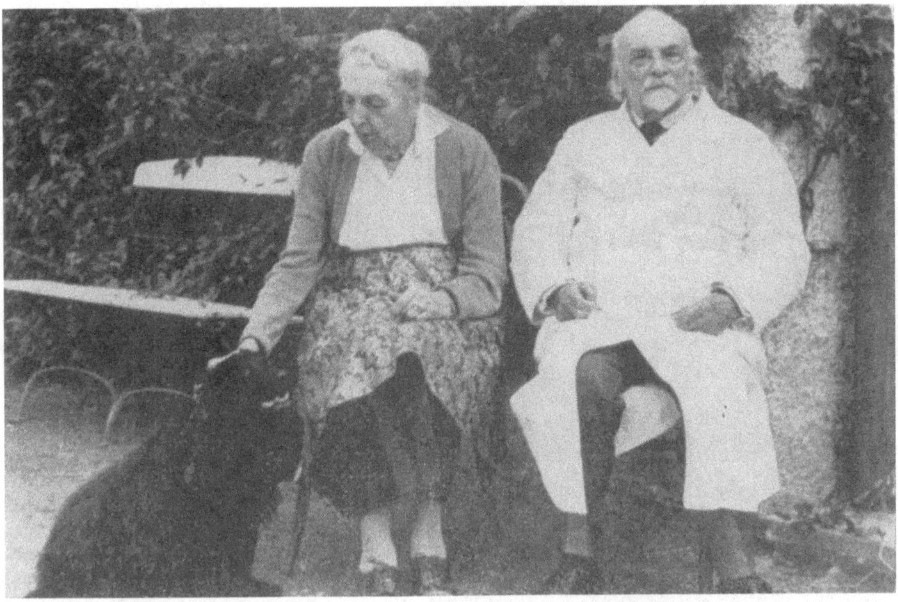

Abb. 15 Cécile und Oskar Vogt im Alter von 82 und 87 Jahren im Park des Hirnforschungsinstitutes in Neustadt/Schwarzwald

Betätigung den Forderungen der gegenwärtigen Wissenschaft entspricht". Hierzu nimmt er eine Wertung des damaligen Deutschen Reiches vor: „Zu denjenigen Staaten, welche am meisten von diesem Ideal entfernt waren, gehörte bisher das Deutsche Reich. Auf Mystik und überlieferte Glaubenssätze stützte sich eine in den vitalsten Fragen unumschränkte Macht des Kaisers, und seinen Entscheidungen hatten sich die Untertanen in ‚gottgewollter Abhängigkeit' zu fügen." (C. und O. Vogt 1919 b). Er nimmt zu dem wissenschaftlichen Programm von Marx und Engels Stellung und betont, daß die „sozialdemokratische Lehre eine allgemeine wissenschaftliche Behauptung und eine allgemeine sittliche Forderung enthält, gegen die kein Vertreter der Erfahrungswissenschaften irgendwelchen Einspruch zu erheben vermag. Die allgemeine wissenschaftliche Lehre ist die Behauptung der Existenz, einer Gesetzmäßigkeit der gesellschaftlichen Entwicklung" (C. und O. Vogt 1919 b).

Nach Vogt hat der moderne Staat zu den wissenschaftlich erkannten Zusammenhängen und Entwicklungstendenzen der menschlichen Gesellschaft Stellung zu nehmen und ferner im höchsten Maße die weitere Vertiefung der Soziologie zu pflegen (C. und O. Vogt 1919 b). Wie bei seinem Lehrer August Forel so war auch bei Oskar Vogt die Verantwortung für die Zukunft der Menschheit stark ausgeprägt. In mehreren Schriften hat er dazu seine

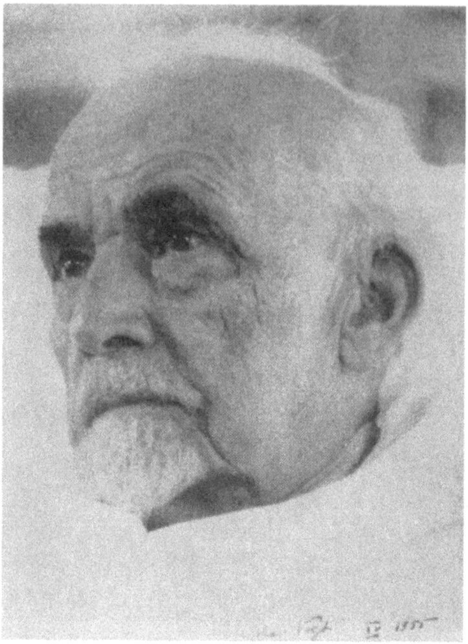

Abb. 16 Oskar Vogt im Alter von 85 Jahren

Vorstellungen geäußert und fordert bereits 1912 „unser Wissen zu einer Weltanschauung auszubauen, aus dieser Weltanschauung die Grundsätze für unser Handeln abzuleiten, ... (O. Vogt 1912 a). Sein soziales Verantwortungsgefühl wurzelt in seiner humanistischen Gesinnung. Er fordert die „Schaffung unserer Natur wirklich angepaßter und so auch durchführbarer sittlicher Grundsätze" mit der Zielstellung „der Schaffung eines möglichst großen Glückes für möglichst viele!" (O. Vogt 1912 a).

Noch unter dem Eindruck des 1. Weltkrieges erinnert er an „das Zeitalter internationaler Verbrüderung", in dem nicht nur „die kulturzerstörenden Kriege der Geschichte angehören würden, sondern wo infolge Aufhebung des bewaffneten Friedens, infolge internationaler Regelung von Konsumtion und Produktion und infolge dadurch bedingter Vermeidung von Überproduktion und kapitalistischer Krisen die vereinigte Menschheit mehr und mehr Zeit und Kraft gewinnen würde, sich Kulturaufgaben zu widmen, dem Dienste des Wahren, des Guten und des Schönen!" (C. und O. Vogt 1919 b).

Die Persönlichkeit Vogts ist durch seine Neigung und Fähigkeit zur Verallgemeinerung gekennzeichnet. Aus der Sicht seiner Kenntnisse auf dem Gebiete der Psychologie publiziert er in der Monatsschrift „Nord und Süd" und in der Tageszeitung „B.Z. am Mittag" seine Auffassungen über „Diplomatie und angewandte Psychologie" (O. Vogt 1918). Der Beitrag, der auf der Titelseite der Zeitung erscheint, wird von der Redaktion als „eigenartige

Betrachtung eines namhaften Gelehrten" charakterisiert! Aus seiner ärztlichen bzw. psychotherapeutischen Tätigkeit leitet Vogt ab, daß „absolute Wahrhaftigkeit" die Vorbedingung für die Gewinnung des Vertrauens ist. Deshalb fordert er nach dem 1. Weltkrieg für die deutsche Diplomatie nur „solche Männer, welche dem Prinzip der internationalen Solidarität nicht erst seit gestern huldigen, sondern auch in der Zeit der deutschen Siege an diesem Ideal nicht irre geworden sind" (O. Vogt 1918).

Das überragende wissenschaftliche Lebenswerk von Oskar Vogt, die große Ausstrahlungskraft seiner Persönlichkeit hat Oskar Vogt viele Ehrungen eingebracht. Tiefe Dankbarkeit empfanden Cécile und Oskar Vogt über die Wahl zum Ehrenmitglied der Deutschen Akademie der Wissenschaften zu Berlin und über die Verleihung des Nationalpreises I. Klasse der DDR im Jahre 1950, der für die Anschaffung von Forschungsgeräten des VEB Carl Zeiss Jena und eines Personenkraftwagens aus Eisenach zur Verwendung als Institutswagen genutzt wurde. Besonders dankbar war Oskar Vogt auch darüber, daß es die Regierung der DDR ermöglichte, das 1942 wegen des Krieges eingestellte Journal für Psychologie und Neurologie 1953 als Journal für Hirnforschung im Akademie-Verlag neu herauszugeben; heute eine internationale, morphologisch orientierte Zeitschrift, die von einem Wissenschaftlerkollektiv aus 4 Ländern geleitet wird.

Vogt war 8facher Ehrendoktor in- und ausländischer Universitäten. Bereits 1925 wurde er zum Auswärtigen Mitglied der Akademie der Wissenschaften der UdSSR gewählt und 1932 wurde er Mitglied der Deutschen Akademie der Naturforscher Leopoldina. Vogt war ferner Mitglied der Akademie der Wissenschaften zu Rom sowie Ehrenmitglied zahlreicher in- und ausländischer Fachgesellschaften. Er war Inhaber des Möbi-Preises (1921), der Erb-Medaille (1926) und der Kraepelin-Medaille (1928).

1957 wurden ihm die Ehrenbürgerrechte seiner Heimatstadt Husum verliehen. Diese Ehrenbürgerrechte hat er mit großer Freude und Dankbarkeit angenommen, wie in seinem „Dank an Husum" zum Ausdruck kommt: „Wenn ich 18jährig die Universität Kiel bezog mit dem ausgesprochenen Wunsch, eines Tages ein Förderer der Hirnforschung auf breiter biologischer Basis zu werden, so konnte eine derartig präzise Zielrichtung nicht nur durch erbliche Anlagen bestimmt sein. An ihrer Entstehung waren Husums allgemeine und spezielle Einflüsse auf mich von solcher Bedeutung, daß ich mich glücklich preise, ein Husumer Kind zu sein!" [15]

Wer Oskar Vogt in seinem Institut in Neustadt im Schwarzwald längere Zeit erleben durfte, der war von der titanenhaften Arbeitskraft und seiner Leidenschaft für die Hirnforschung ebenso beeindruckt wie von seiner humanistischen Gesinnung. Unvergeßlich bleibt dem Autor die letzte Begegnung mit Oskar Vogt in seinem 90. Lebensjahr in Neustadt im Schwarzwald. Ein Tumorleiden zwang ihn, die Arbeit am Mikroskop einzuschränken, doch der rege Geist des kühnen Forschers, sein leidenschaftliches Ringen nach

Erkenntnis und Wahrheit in den charakteristischen Fragen des Menschseins waren noch immer ungebrochen.

Die Hirnforschung verdankt Oskar Vogt grundlegende neue Erkenntnisse von bleibendem Wert, die eine breite Anerkennung gefunden haben. So vereinigt die Persönlichkeit Vogts überragende wissenschaftliche Leistung mit dem Streben nach sozialem Fortschritt und nach Evolution der menschlichen Kultur.

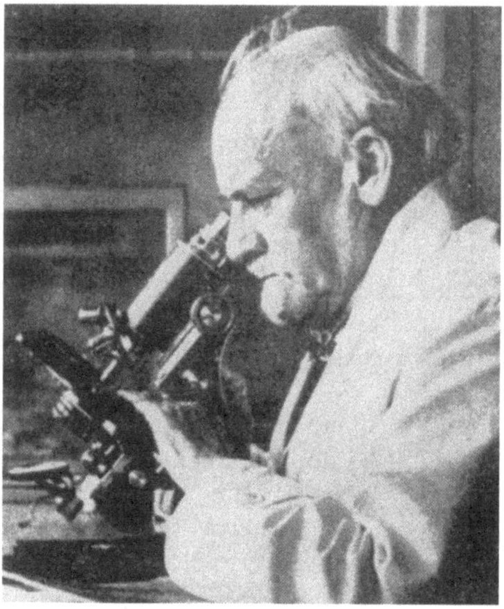

Abb. 17 Oskar Vogt mit seinem Mikroskop, das er noch in den letzten Jahren seines Lebens benutzte

3. *Forschungsstrategie*

Die Zielsellung der Hirnforschung ist nach O. Vogt (1931 a) „ausschließlich auf Förderung des Volkswohls eingestellt". Die interdisziplinäre Strategie, welche Vogt zur Erreichung dieser Zielstellung verwirklichte, entspricht dem breiten Interessengebiet Vogts, dem eine disziplinäre Denkweise fremd war. Vogt war funktionell orientierter Hirnanatom, Hirnpathologe, Psychologe, Psychotherapeut, Hypnoseforscher und Hypnotiseur, Neurologe, Psychiater und Biologe in einer Person. In allen genannten Gebieten hat er neue Erkenntnisse von bleibendem Wert hinterlassen. Als Pionier der interdisziplinären Strategie der Hirnforschung forderte er schon in seiner zweiten Publikation: „Psychologie, Hirnphysiologie und Hirnanatomie: sie haben im Verhältnis gegenseitiger Befruchtung zu stehen, . . ." (O. Vogt 1897). Zugleich betont er, daß von den drei genannten Disziplinen die Psychologie am besten fundiert sei. Dies mag in Erkenntnis der großen Wissenslücken in dem Gebiete der Hirnanatomie einer von mehreren Gründen sein, weshalb O. Vogt seine Forschung zunehmend auf die Hirnanatomie in Verbindung zur Psychologie und Hirnpathologie orientierte.

Zur Zeit der Einweihung des Kaiser-Wilhelm-Institutes für Hirnforschung in Berlin-Buch betont er, daß „materielle Befunde im Nervensystem einen objektiveren Charakter haben als die meisten Feststellungen der Seelenkunde" (Vogt 1931 a). Zugleich erwartet er „Heilung oder Vorbeugung schwerer Geisteskrankheiten ... für die Zukunft nur von materiellen Einwirkungen auf das Gehirn" (Vogt 1931 a). Später betont O. Vogt (1953) das Versagen der Psychotherapie bei chronischen Psychosen und meint, daß ihn seine eigenen Bemühungen um Vertiefung der Psychotherapie die „Begrenztheit ihrer Wirkungen" erkennen ließen. Aus diesen Gründen rückte die Hirnanatomie mehr und mehr in den Mittelpunkt und O. Vogt (1931 b) begründet in einer Arbeit diese neue Orientierung, wonach zur Aufdeckung der „somatischen Seite der Leib-Seele-Erscheinungen" die Hirnanatomie und Hirnpathologie stärker zu nutzen sei. Dabei betonen C. und O. Vogt (1953) ausdrücklich, daß die Hirnanatomie nicht isoliert betrieben werden soll und deshalb existierten (bzw. waren geplant) im Kaiser-Wilhelm-Institut für Hirnforschung 10 Abteilungen (Anatomische Abteilung, histologische Abteilung, psychologische Abteilung, human-physiologische Abteilung, experimentell-physiologische Abteilung, chemische Abteilung, klinische Abteilung, genetische Abteilung, physikalisch-technische Abteilung, Reproduktionsabteilung; O. Vogt 1931 b).

Diesen Wandel in der Forschungsstrategie spiegelt auch die Geschichte des vom Akademie-Verlag Berlin herausgegebenen Journals für Hirnforschung wider. Zunächst wurde von A. Forel und O. Vogt die Zeitschrift für Hypnotismus herausgegeben, die mit Band 10 (O. Vogt 1902) zum Journal für Psychologie und Neurologie erweitert wurde. Nachdem von diesem Journal bis 1942 50 Bände erschienen waren, mußte die Zeitschrift mit Heft 2 des 51. Bandes als Folge des 2. Weltkrieges eingestellt werden. 1953 erschien als Nachfolge-Zeitschrift das Journal für Hirnforschung, zunächst als Publikationsorgan des von O. Vogt geleiteten Institutes für Hirnforschung und allgemeine Biologie in Neustadt im Schwarzwald, wobei O. Vogt im Impressum des Journals seine Forschungsstrategie klar formulierte: „Im Mittelpunkt der Forschungen steht die Hirnanatomie, ..."

Aus allen Arbeiten Vogts geht hervor, daß seine Zielstellung in einer funktionsbezogenen Hirnmorphologie liegt, wobei in der 1. Periode seines Wirkens (O. Vogt 1906 a) die Bedeutung der vergleichenden Untersuchung zur Aufklärung phylogenetischer Zusammenhänge betont wird, und in der gleichen Arbeit erwähnt er die Bedeutung ontogenetischer Untersuchungen für die Aufklärung phylogenetischer Zusammenhänge.

4. *Die architektonische Hirnforschung Vogts*

4.1. Myelo- und Cytoarchitektonik

Als Architektonik bezeichnet Vogt (C. und O. Vogt 1919 a) die Lehre von der Anordnung, Zahl und Form der in spezifisch gefärbten Präparaten erkennbaren Strukturelemente im Zentralnervensystem. Der Terminus Architektonik stammt zwar nicht von O. Vogt, doch hat er diesem Begriff erstmalig für das Zentralnervensystem diese umfassende Bedeutung verliehen. Als O. Vogt begann die Hirnarchitektonik zu bearbeiten, war das Gehirn im wesentlichen auf diesem Gebiete noch unerforscht. Erstmalig hat Gennari (1782) auf eine besondere Hirnrindenstruktur im Bereiche der Fissura calcarina aufmerksam gemacht. Baillarger (1840) erkennt, daß die nach ihm benannten Faserstreifen nicht gleichmäßig in allen Rindengebieten ausgebildet sind. Danach hat Meynert (1867–1868) die Zielstellung der „Schöpfung einer Organologie der Rindenoberfläche" formuliert und Betz (1874), Lewis (1878), Hammarberg (1895) und Schlapp (1898) veröffentlichten einzelne Befunde über strukturelle Unterschiede im Cortex cerebri. Von Schlapp (1898) wurde eine sehr einfache Hirnkarte von Macacus cynomolgus publiziert.

Eine systematische groß angelegte Erforschung der Hirnrinde begann jedoch erst durch O. Vogt, der damit zum Begründer der architektonischen Hirnforschung wurde. Angeregt durch die myelogenetische Lehre von Flechsig, zu der Vogt auf der Gundlage eigener Untersuchungen in mehreren Arbeiten kritisch Stellung nahm, wurde zunächst die Myelogenese der Großhirnhemisphären der Katze untersucht, eine Arbeit, die von C. Vogt als medizinische Dissertation in Paris verteidigt wurde (C. Vogt 1900).

Vogt erkannte sehr bald den enormen Arbeitsaufwand, der zur systematischen Untersuchung der Architektonik der Großhirnrinde des Menschen erforderlich war. Als Vogt die Nervenheilanstalt in Alexandersbad leitete, gewann er dort K. Brodmann als Assistenten und erkannte sehr schnell seine vielseitigen wissenschaftlichen Interessen. O. Vogt beeinflußte K. Brodmann, sich nicht als praktischer Arzt niederzulassen, sondern sein Leben der Hirnforschung zu widmen.

Im Herbst 1901 wurde K. Brodmann Mitarbeiter von O. Vogt in der von ihm gegründeten „Neurobiologischen Zentralstation" in Berlin. Vogt war von der großen Bedeutung der Erforschung der Architektonik der Großhirnrinde überzeugt und schlug deshalb Brodmann vor, eine systematische Analyse kresylviolettgefärbter Schnitte vorzunehmen (Vogt 1959). Das erste Jahr arbeitete O. Vogt gemeinsam mit Brodmann (Vogt 1922) und publizierte Ergebnisse dieser Untsersuchungen (Vogt 1903). Überzeugt von der Richtigkeit des Forschungsweges formuliert er in dieser Arbeit: „Manche Angaben neuen Datums von Seiten anderer Forscher und unsere eigenen, sich auf

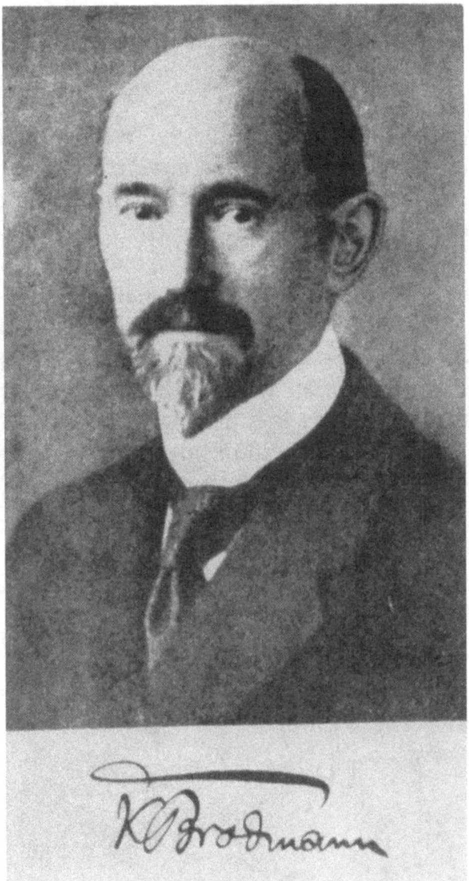

Abb. 18 Korbinian Brodmann (1868–1918). Begründer der vergleichenden Cytoarchitektonik. Mitarbeiter von Oskar Vogt von 1901 bis 1910 im Neurobiologischen Laboratorium der Universität Berlin

die Architektonik der Zellen (Cytoarchitektonik) und der Markfasern (Myeloarchitektonik) beziehenden Untersuchungen zeigen uns in unzweideutiger Weise, daß derartige architektonische Besonderheiten in früher nicht geahnter Weise vorhanden sind."

Nach einem Jahr der Zusammenarbeit übertrug O. Vogt Korbinian Brodmann die Bearbeitung der Zytoarchitektonik. Brodmann schuf auf der Grundlage der Untersuchung der Hirnrinde des Menschen und verschiedener Säugetiere bis 1908 mehrere Hirnrindenkarten und wurde so zum Begründer der vergleichenden Cytoarchitektonik (Brodmann 1909). Beim Menschen beschrieb er in der Hirnrinde etwa 50 cytoarchitektonisch unterschiedliche Areae. Eine seiner besten Arbeiten reichte Brodmann bei der Medizinischen Fakultät der Universität Berlin als Habilitationsschrift ein. Nach Vogt (1959) wurde diese ausgezeichnete Arbeit, wahrscheinlich nach einem Gutachten von Theodor Ziehen, abgelehnt.[16] Oskar Vogt ist es zu danken, daß er die Fähigkeiten und bewundernswerte Ausdauer Brodmanns frühzeitig erkannte und einen Forscher der Wissenschaft erhielt, dessen Werk einen gesicherten Platz in der Geschichte der Hirnforschung eingenommen hat.

Nachdem O. Vogt (1903, 1906 a) einige Befunde zur Cytoarchitektonik publiziert hatte, wandte er sich zunächst myeloarchitektonischen Untersuchungen zu (C. und O. Vogt 1904; O. Vogt 1905, 1906 b). Ein besonders wichtiges Ergebnis dieser myeloarchitektonischen Untersuchungen ist die Gliederung der Rinde des Frontal- und Parietallappens mit Erarbeitung entsprechender Hirnkarten (O. Vogt 1910 a und b, 1911 b). Im Stirnhirn werden 66 myeloarchitektonisch unterschiedliche Areae beschrieben. Ferner gelingt es Vogt auf der Grundlage dieser Untersuchungen den phylogenetisch alten Allocortex von der stammesgeschichtlichen Neuerwerbung des Isocortex zu unterscheiden (O. Vogt 1910 a, 1919 a, 1927). Diese Gliederung beruht auf erheblichen myeloarchitektonischen Unterschieden der Radiärfaserbündel,

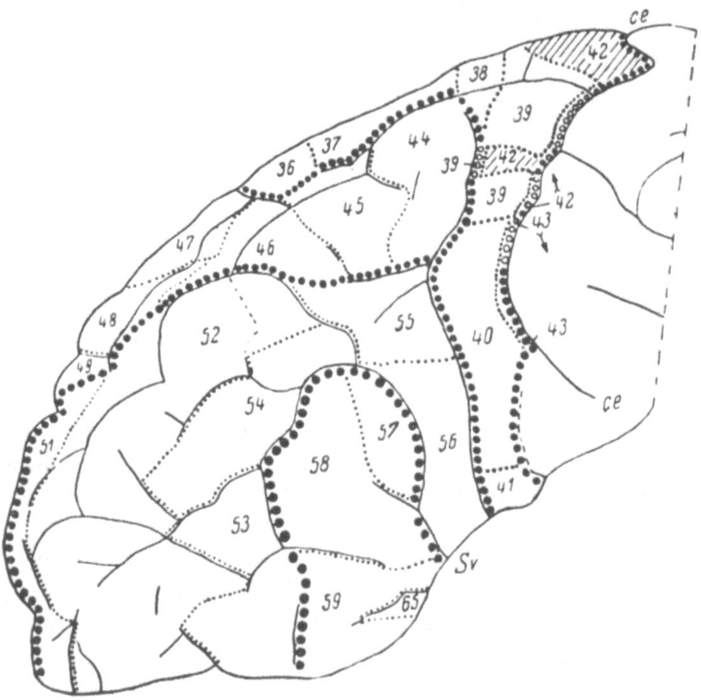

Abb. 19 Myeloarchitektonische Felderung des menschlichen Stirnhirns. aus: O. Vogt 1910

die im Allocortex bis zur ersten Hirnrindenschicht vordringen (supraradiärer Typus) und im Isocortex bis zur dritten Schicht verlaufen (euradiärer Typus). Ein nur bis zur fünften Schicht reichender infraradiärer Typus im vorderen Gyrus cinguli erfährt eine wechselnde Zuordnung und wird später zur Übergangsrinde gerechnet.

Mit dieser Gliederung der Hirnrinde des Menschen in Allocortex und Isocortex wird eine Grundlage geschaffen, auf die die umfassende moderne Darstellung des Allocortex von Stephan (1975) zurückgeführt werden kann. In späteren zusammenfassenden Darstellungen zeigt O. Vogt (1919 a, 1951), daß sich die Gliederungsergebnisse cytoarchitektonischer und myeloarchitektonischer Untersuchungen im wesentlichen decken, doch kam Vogt myeloarchitektonisch zu einer weitergehenden Aufteilung, so daß er mehr als 200 myeloarchitektonisch unterschiedliche Areae unterschied (C. Vogt 1926; C. und O. Vogt 1926).

Nach dem Ausscheiden von Brodmann im Jahre 1910 hat O. Vogt jedoch auch die cytoarchitektonische Forschung fortgesetzt mit der Zielstellung, einen umfangreichen Atlas der Cytoarchitektonik des menschlichen Gehirnes und einiger Primaten zu veröffentlichen, ein Vorhaben, das leider hinsichtlich des Cortex cerebri nicht mehr verwirklicht werden konnte (C. und O. Vogt 1922). Dagegen wurde in Neustadt im Schwarzwald die große cyto- und myeloarchitektonische Arbeit über den Thalamus abgeschlossen (C. und O. Vogt 1941).

Mehrfach hat O. Vogt hervorgehoben, daß die cyto- und myeloarchitektonischen Untersuchungen durch weitere architektonische Forschungsrichtungen zu ergänzen sind (C. und O. Vogt 1919, 1928; O. Vogt 1943). Vorausschauend mißt er der Golgi-Cox-Methode zur Darstellung der verschiedenen Nervenzellformen sowie der „Synaptologie“ besondere Bedeutung zu (O. Vogt 1943). Gleiches gilt für die Fibrilloarchitektonik (W. und K. Kirsche 1962) und Glioarchitektonik (Braak 1980).

Bei allen Forschungen Vogts stand der Topos im Mittelpunkt. Die mit den verschiedenen architektonischen Methoden nachgewiesenen sog. topistischen Einheiten der Substantia grisea des Zentralnervensystems sind strukturell und sehr oft auch funktionell definierbar. Unter Topistik des Nervensystems wird „die Lehre von den auf Grund gemeinsamer Eigenschaften (Merkmale) zusammengefaßten Einheiten“ verstanden (C. und O. Vogt 1922). Solche Einheiten weisen eine jeweils spezifische Lebensgeschichte auf, worunter Vogt „die Manifestierung einer der betreffenden Nervenzellform eigenen Umgestaltungsdisposition“ versteht. Diese bezeichnet O. Vogt als Orthoklise. Ferner spricht er schon 1922 den verschiedenen topistischen Einheiten einen spezifischen „Physiko-Chemismus“ zu. Nach Vogt zeigen die zu architektonischen Einheiten zusammengefaßten Nervenzellarten Unterschiede im zeitlichen Ablauf der Altersveränderungen, wobei nach Vogt Untätigkeit das Altern beschleunigt (O. Vogt 1953).

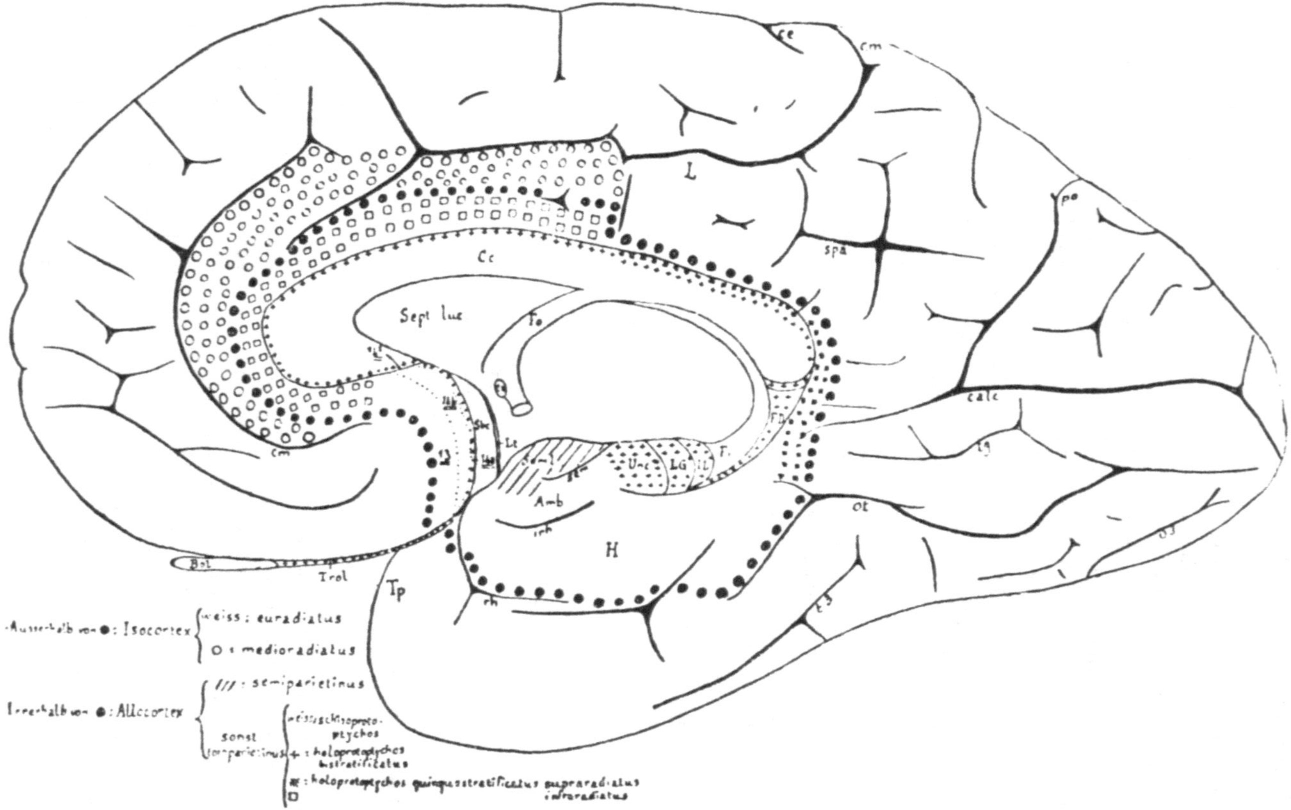

Abb. 20 Gliederung der Hirnrinde des Menschen in Allocortex (= Palaeo cortex und Archicortex) und Isocortex (= Neocortex) nach myeloarchitektonischen Untersuchungen von O. Vogt. Erste eingehende Beschreibung des Allocortex 1919

4.2. Architektonik und Funktion

4.2.1. Reizphysiologie

Oskar Vogt war bei seinen Untersuchungen davon ausgegangen, daß strukturelle Verschiedenheiten topistischer Einheiten zugleich Ausdruck funktioneller Verschiedenheiten sein müssen. Entsprechend seiner interdisziplinären Denkweise führte Vogt parallel zu seinen myeloarchitektonischen Untersuchungen und zu Brodmanns cytoarchitektonischen Arbeiten Hirnrindenreizungen mit faradischen Strömen bei verschiedenen Säugetieren, besonders Affen, durch (C. und O. Vogt 1907). Durch diese Untersuchungen an 200 Cercopithecinen gelang die Aufdeckung zahlreicher „scharf gegeneinander abgegrenzter Gebiete mit spezifischer Reizreaktion" (C. und O. Vogt 1919). Die anschließende histologische Kontrolle zeigte, daß die Grenzen der Reizreaktionen mit den Grenzen architektonischer Einheiten zusammenfielen (O. Vogt 1943). Diese elektrophysiologischen Untersuchungen erlaubten Vogt die Erstellung einer Karte des Meerkatzengehirnes mit Angabe der architektonischen und reizphysiologischen Felderung. Vogt kam so zu einer funktionellen Interpretation der Brodmannschen cytoarchitektonischen Hirnkarte von Meerkatzen, wobei sich jedoch auf Grund seiner elektrophysiologischen Befunde und seiner myeloarchitektonischen Ergebnisse bei vielen Areae eine weitergehende Felderung ergab. Dabei entdeckte er die sog. extrapyramidal motorischen Rindenfelder und deren spezifische Architektonik.

Wenn architektonische Merkmale eines Griseums jeweils mit Sonderfunktionen korrelieren, so müssen bei verschiedenen Tieren oder bei Mensch und Tieren jeweils gleichgebaute Rindenfelder die gleiche Reaktion aufweisen. Zur Überprüfung dieser Annahme trug Vogt zu den äquivalenten Areae der Hirnrinden-Karte des Menschen die beim Affen gefundenen und beim Menschen erwarteten reizphysiologischen Ergebnisse ein. Der Neurologe und Neurochirurg O. Foerster ermittelte unabhängig von Vogt und ohne Kenntnis seiner Ergebnisse durch Reizung der Hirnrinde beim Menschen, die im Zusammenhang von Hirnoperationen erforderlich war, entsprechende Reizergebnisse und trug diese ebenfalls in eine Hirnkarte ein. Der Vergleich der Vogtschen Hirnkarte mit den Ergebnissen Foersters zeigt eine „geradezu verblüffende Übereinstimmung" (C. und O. Vogt 1926; O. Vogt 1927, 1951). Später wurden die Vogt-Foersterschen reizphysiologischen Hirnkarten des Menschen durch andere Forscher z. T. korrigiert bzw. erweitert.

4.2.2. Individualarchitektonik

Vogt hatte schon 1912 (b) erklärt, daß „die kausale Erklärung des neuropsychischen Geschehens das letzte Ziel aller Hirnforschung" sei. Da die elektrophysiologische Methode der Rindenreizung lediglich Beziehungen zwischen Bewegungsvorgängen und architektonischen Einheiten aufdecken kann, versuchte Vogt der Lösung dieser Problematik mit einer individual-

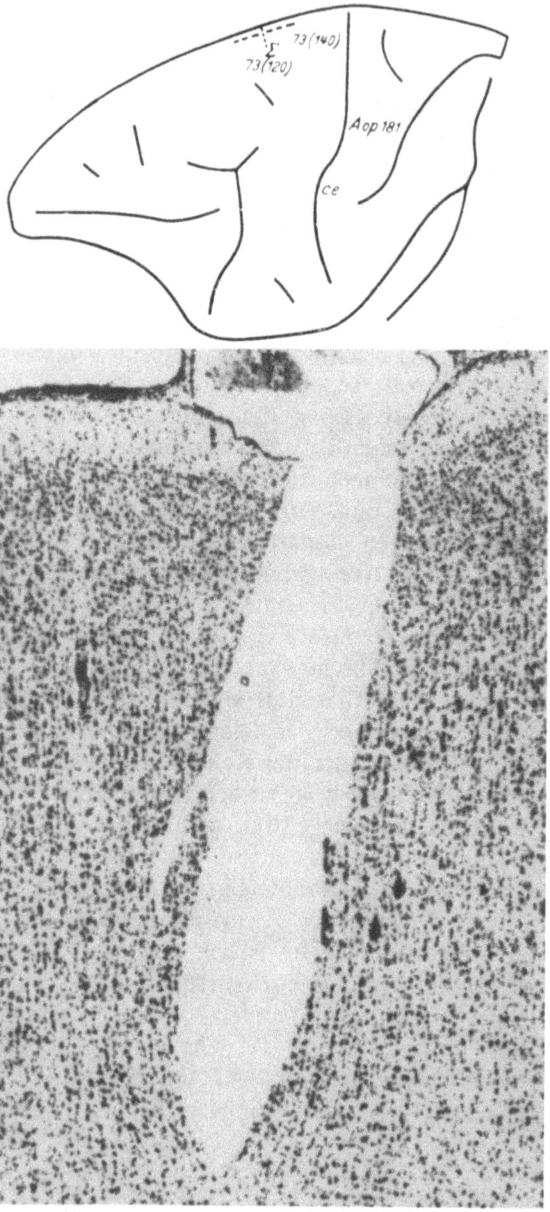

Abb. 21 oben: Hemisphäre eines Affen mit Markierung der Reizstelle. unten: Grenze zwischen der schwer erregbaren Area agranularis (6) und der leicht erregbaren Area giganto-pyramidalis (4), durch Einschnitte während des Versuches markiert. aus: Vogt 1951

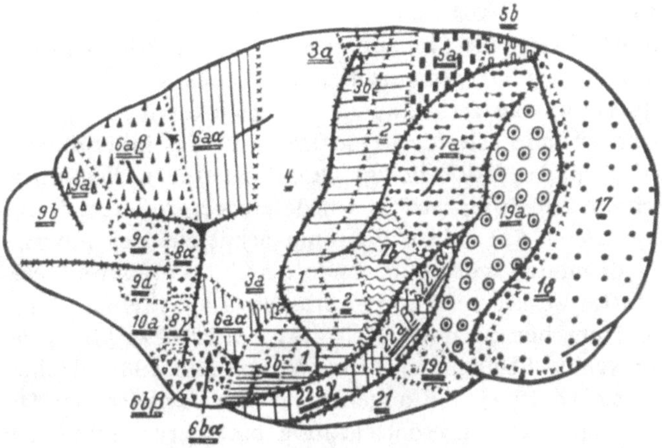

Abb. 22 Anatomische und reizmotorische Rindenfelder eines Affen. aus: Vogt 1951

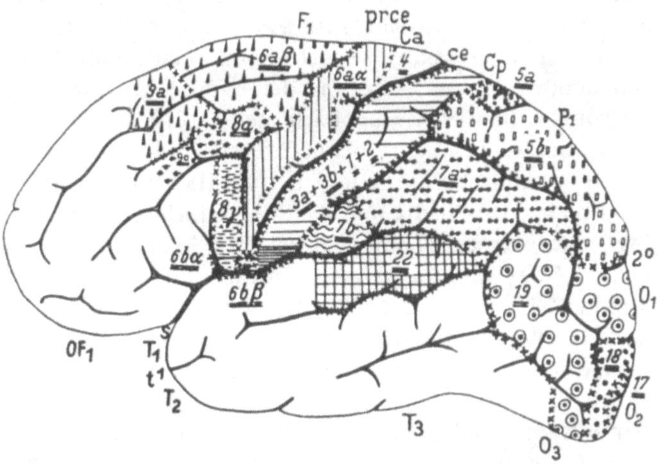

Abb. 23 Äquivalente Areae des Affen beim Menschen. Von den dargestellten Feldern konnte O. Foerster die von O. Vogt nach elektrophysiologischer Rindenreizung des Affen beim Menschen vermuteten motorischen Reaktionen auslösen. Aus: Vogt 1951

psychologischen Methode näherzukommen. Er versuchte „seelische Besonderheiten einseitig begabter oder unterbegabter Menschen" mit architektonischen Besonderheiten ihrer Gehirne in Zusammenhang zu bringen. Deshalb forderte er, die Gehirne besonders hervorragender Persönlichkeiten in Hirnforschungsinstituten einer Untersuchung zu unterziehen und im Sinne Bechterews ein „Pantheon der Gehirne" zu schaffen (Vogt 1940). In Verfolgung dieser Zielstellung besaß O. Vogt schließlich 450 Schnittserien im Institut für Hirnforschung und allgemeine Biologie in Neustadt im Schwarzwald, darunter auch Gehirne bedeutender Persönlichkeiten.

Vogt vertrat die Auffassung, daß die individuelle Verschiedenheit der Rindenarchitektonik so groß ist, daß „sie die Verschiedenheit des individuellen Seelenlebens genügend zum Ausdruck bringt" (O. Vogt 1927). Bei einem Sprachtalent (Beherrschung von 70 Sprachen) wurde ein vergrößerter Schläfenlappen festgestellt und eine Spezialarchitektonik ermittelt. Bei außergewöhnlich musikalischer Begabung wurden besondere architektonische Merkmale gefunden. Eine starke Verkleinerung der Area striata bei einem intellektuell hochstehenden Menschen zeigte eine „starke Unterentwicklung der optischen Komponente seines Seelenlebens" (O. Vogt 1950, 1951; Heinze 1954; D. Beheim-Schwarzbach 1974). Bei angeborener oder erworbener Debilität beobachtete O. Vogt eine Unterentwicklung bzw. Erkrankung der für das menschliche Gehirn charakteristischen Lamina III (C. und O. Vogt 1922, O. Vogt 1950, 1951).

Auch bei der Untersuchung des Gehirnes von Lenin spielt die Lamina III des Cortex cerebri in progressiver Hinsicht eine besondere Rolle. O. Vogt (1929) beobachtete in der von Arteriosklerose nicht befallenen linken Hemisphäre des Gehirns von Lenin eine Verbreiterung der Lamina III mit „Pyramidenzellen von einer sonst von mir nie beobachteten Größe bzw. größte Pyramidenzellen in einer sonst von mir nie beobachteten Zahl." Hierzu gibt O. Vogt (1928) eine schematische Abbildung und betont, daß mit derartigen Untersuchungen eine „objektive Würdigung der Persönlichkeit" gegeben sei. Auf der Grundlage der extremen Entwicklung der Assoziationszellen der Lamina III bezeichnet Vogt Lenin als „Assoziationsathleten". „Speziell machen uns diese großen Zellen das von allen denjenigen, die Lenin gekannt hatten, angegebene außergewöhnlich schnelle Auffassen und Denken Lenins, sowie das Gehaltvolle in seinem Denken oder – anders ausgedrückt – seinen Wirklichkeitssinn verständlich" (O. Vogt 1929).

Abgesehen von einem diffamierenden Artikel in der nationalsozialistischen Presse zu den Befunden Vogts wurde auch von verschiedenen Fachkollegen Kritik geäußert. Aus vergleichenden Strukturanalysen ist allerdings bekannt, daß die Kompliziertheit eines Griseums mit zunehmender auch integrativer Leistung wächst. Wenn jedoch beim Menschen Zusammenhänge zwischen Hirnstruktur und psychischen Leistungen bewiesen werden sollen, dann müssen aus der Sicht des gegenwärtigen Standes der morphologisch orientierten Hirnforschung zwei Bedingungen erfüllt sein. 1. Eine statistische Sicherung der Meßwerte von Hirn-Strukturen außergewöhnlich begabter Persönlichkeiten sowie Unterbegabter und Schwachsinniger. 2. Die Existenz von statistisch gesicherten Vergleichswerten unter Berücksichtigung des Variierens der Hirnstrukturen. Die Ermittlung von Vergleichswerten stößt aber im Hinblick auf die Komplexität der menschlichen Psyche auf größte Schwierigkeiten; denn es dürfte kaum möglich sein, eine ausreichend große Gruppe sog. „normaler" Gehirne, deren Träger eine „Durchschnittspsyche" aufweisen, als Vergleichsgruppe zu erstellen. Die Ermittlung einer „Durchschnittspsyche" setzt die Kenntnis der normalen Variabilität psychischer Merkmale voraus, deren Bestimmung ebenso schwierig ist, wie die Ermittlung der normalen Variabilität architektonischer Strukturen.

Das Problem der Variabilität als allgemeines Phänomen biologischer Strukturen hat O. Vogt bis zum Ende seines Lebens stark interessiert. Seine Sammlung von 300 000 Hummeln und 100 000 Käfern diente dem Studium dieser Problematik, wobei er auch Beziehungen zur Variabilität von Hirnstrukturen aufzeigte. Das Ausmaß der Variabilität menschlicher Hirnstrukturen ist jedoch bis heute nur für einige Hirnabschnitte (Hopf 1954 c; Schulze 1960 a) oder nur für einzelne Gehirne untersucht (Sarkissow et al. 1955), die als Vergleichsgrößen für moderne quantitative Strukturanalysen jedoch noch nicht ausreichend sind.

Diese nahezu unüberwindlichen Schwierigkeiten hat Vogt selbst erkannt: „Zunächst muß betont werden, daß ... die cyto- und myeloarchitektonische Gliederung des durchschnittlichen Gehirns des erwachsenen Menschen noch nicht zum Abschluß gekommen ist. Solange fehlt aber eine exakte Basis für jede vergleichende Forschung" (O. Vogt 1943). Zehn Jahre später wiederholte Vogt diese Forderung in einer programmatischen Arbeit, die er in dem neu gegründeten Journal für Hirnforschung als ersten Beitrag veröffentlichte (C. und O. Vogt 1953). Damit hat Vogt selbst eine kritische Wertung derartiger Untersuchungen gegeben und zugleich die Forderungen aufgezeigt, die bei Sicherung obiger Ergebnisse erfüllt werden müssen.

4.3. Pathoarchitektonik und Pathoklise

Eine weitere Aufklärung der „materiellen Bedingungen unseres normalen Seelenlebens" erhoffte sich Vogt durch die Schaffung einer pathologischen Anatomie und Klassifikation der Geisteskrankheiten. Diesem Ziel sind die große monographische Darstellung über „Erkrankungen der Großhirnrinde im Lichte der Topistik, Pathoklise und Pathoarchitektonik" und spätere Veröffentlichungen gewidmet (C. und O. Vogt 1922, 1937, 1938, 1942). Unter Pathoklise versteht Vogt eine besondere Krankheitsneigung einer architektonischen Einheit, welche in der inneren Struktur sowie in einem besonderen „Physikochemismus" des betreffenden Griseums begründet ist. Folge der Pathoklise sind pathologische Veränderungen in der Anordnung, der Zahl und Form der strukturellen Elemente einer topistischen Einheit. Solche Veränderungen werden als Pathoarchitektonik bezeichnet, die auch Glia- und Bindegewebe, Gefäße sowie Auf- und Abbauprodukte einschließt.

Ausgehend von der Auffassung, daß der jeweiligen Pathoklise einer topistischen Einheit ein bestimmter Physikochemismus zugrunde liegt, denkt Vogt weit vorausblickend schon 1922 an eine chemotherapeutische Beeinflussung dieses gestörten Physikochemismus. „Von den Aussichten der Chemotherapie hängt aber in erster Linie die Zukunft der Heilung von Geisteskrankheiten ab" (C. und O. Vogt 1922).

Durch Untersuchung von 26 Gehirnen von Patienten mit verschiedenen psychotischen Erscheinungen (meist symptomatische Psychosen) werden pathoarchitektonische Veränderungen im Cortex cerebri nachgewiesen (C. und O. Vogt 1922). Es wird dabei ausdrücklich hervorgehoben, daß in keinem Fall eine gleichmäßige Erkrankung aller Schichten der Hirnrinde festgestellt werden konnte. Vielmehr war eine laminäre Lokalisation der pathologischen Veränderungen nachweisbar. Vorrangig war die Lamina III der Hirnrinde betroffen. Bei den elektrischen Hirnrindenreizungen bzw. bei traumatischen Schädigungen nach operativen Eingriffen bei Versuchstieren waren Zellschädigungen bis zur Cytolyse besonders in der 3. Schicht zu erkennen. Bei nahezu allen Gehirnen von Patienten mit symptomatischen Psychosen waren ebenfalls Veränderungen in der Lamina III nachweisbar (Verminderung der Anzahl der Neurone, degenerative Veränderung der Neurone, unregelmäßige Verteilung der Neurone, Verschmälerung der Lamina III). Vogt selbst betrachtet diese Ergebnisse als erste Orientierung und betont, daß uns leider die „Abhängigkeitsverhältnisse zwischen corticalen Einheiten" noch unbekannt sind, die ohne Zweifel eine große klinische Rolle spielen. „Mit diesen Mängeln unseres heutigen Wissens hängt es auf das engste zusammen, daß wir noch lange Zeit auf Einblicke in die Pathophysiologie psychotischer Störungen werden verzichten müssen" (C. und O. Vogt 1922). Für die erwünschte Klassifikation der Geisteskrankheiten waren diese Ergebnisse noch nicht ausreichend.

Schließlich gelingt Vogt der Nachweis von pathoarchitektonischen Veränderungen im Cortex cerebri bei Mikrogyrie und Mikrocephalie. Er beobachtet in diesen Fällen säulenförmige Zellausfälle in der Lamina III mit Verschmälerung dieser Schicht (Verminderung der Anzahl der Laminae bei Mikrogyrie). Mit Recht hebt Vogt die Bedeutung von Entwicklungsatypien hervor und erörtert die verschiedenen Formen ebenso wie die Schwierigkeit, Entwicklungsatypien von postembryonal entstandenen pathoarchitektonischen Veränderungen des Gehirnes zu unterscheiden.

Schließlich gelang der Nachweis pathoarchitektonischer Veränderungen im Zusammenhang mit der Pathoklisenlehre in der großen Monographie über Erkrankungen des striären Systems (C. und O. Vogt 1919/1920, 1920). Bei doppelseitiger Athetose wurde der Status marmoratus des Striatums, bei Huntingtonscher Chorea der Status fibrosus des Striatums, bei progressiver zur Versteifung führender Athetose des Kindesalters der Status dysmyelinatus des Pallidums beschrieben. Zahlreiche weitere Ergebnisse dieser Monographie kennzeichnen das Werk als entscheidende Grundlage der Pathologie des extra-pyramidalen motorischen Systems.

Das letzte große Forschungsprojekt Vogts betrifft die Aufklärung der pathologisch-anatomischen Grundlagen der Schizophrenie. Ausgehend von einem Zufallsbefund wurden seit 1947 Hirnschnittserien von Schizophrenen untersucht, die noch vor der Zeit der Schocktherapie verstorben waren. Hauptsächlich in dem vorderen Teil des Gyrus cinguli, im präfrontalen und temporalen Cortex, im medialen und vorderen Thalamuskern, in Kernen des Pallidums und Striatums wurden Zellveränderungen (Schwundzellen) und Zellücken von Vogt und Mitarbeitern beschrieben.

Diese Befunde fanden zwar keine allgemeine Anerkennung, doch sollten sie dazu führen, derartige Untersuchungen erneut unter Anwendung verschiedener Methoden (z. B. Golgi-Technik) durchzuführen. So gilt die von Schulze (1960 b) im Hinblick auf die Schizophrenie-Forschung Vogts erhobene Forderung noch heute, wonach „trotz aller Schwierigkeiten auf diesem Wege weitere Anstrengungen zu unternehmen sind, um zu objektiven Klärungen zu kommen, will man nicht a priori jeden möglichen Zusammenhang zwischen Hirnstruktur und schizophrener Erkrankung ablehnen."

Im Rahmen seiner besonderen Interessen für das Variieren lebender Strukturen vergleicht Vogt die Farb- und Struktur-Variationen bei Hummeln und Käfern nicht nur mit der noch nicht ausreichend erforschten Variabilität architektonischer Einheiten im Gehirn, sondern sieht zugleich Beziehungen zu Hirnerkrankungen (O. Vogt 1926 b; C. und O. Vogt 1935, 1937, 1938).

5. *Neuroarchitektonik – Kritik und Beziehung zur Hirnforschung der Gegenwart*

In seiner Monographie über den Cortex cerebri weist Creutzfeldt (1983) mit Recht darauf hin, daß neuere Darstellungen mitunter den Eindruck erwecken, als habe die Erforschung der Großhirnrinde erst in den letzten 20 Jahren begonnen. Wenn Creutzfeldt (1983) in diesem Zusammenhang betont, daß wesentliche Konzepte und Ergebnisse aus der ersten großen Blütezeit der Hirnforschung in der zweiten Hälfte des 19. und Anfang des 20. Jahrhunderts stammen, dann gehören hierzu die Ergebnisse der architektonischen Hirnforschung von Oskar Vogt und seines Mitarbeiters Korbinian Brodmann.

Abgesehen davon, daß ein primitiver Zeitungsjournalismus mit der Überschrift „Der sezierte Verstand"[17] nicht zur sachlichen Wertung dieser Forschungsrichtung beigetragen hat, wurden die Arbeiten Vogts auch von Fachkollegen kritisiert. Die Aufgliederung der Hirnrinde in architektonische Einheiten durch Vogt und Mitarbeiter sei zu weitgehend und habe deshalb einen verwirrenden Charakter. Diese Forschungsrichtung hätte in keiner Hinsicht zum besseren Verständnis der Hirnrindenfunktion beigetragen. Nach Lashley und Clark (1946) sei die intraspezifische Variabilität der Zellgröße, Zelldichte und Anordnung der Zellen in den Areae größer als die Unterschiede zwischen Ateles und Macaca. Es wurden aber nur 5 Tiere (Ateles geoffroyi) mit einem Gehirn von Macaca mulatta verglichen, so daß das Material nicht ausreichend ist.

Eine besonders skeptische Auffassung im Hinblick auf die Ergebnisse der architektonischen Hirnforschung vertraten Bailey und v. Bonin (1951). Nach diesen Autoren sind größere Abschnitte des Frontal-Occipital- und Temporallappens sowie der gesamte Parietallappen weitgehend einheitlich gebaut. Abgesehen von neueren noch zu besprechenden Ergebnissen architektonischer Hirnforschung, welche die Auffassung dieser Autoren entkräften, hat Hopf (1954 b, 1961) eine kritische Wertung der Arbeit von Bailey und v. Bonin veröffentlicht, der wir uns anschließen. Hopf (1954 a) hat ferner die weitergehende myeloarchitektonische Gliederung der menschlichen Hirnrinde durch Vogt (1910 b, 1911 b) auch für den Isocortex temporalis bestätigt, indem er myeloarchitektonisch ebenfalls 60 Areae abgrenzen konnte.

Bailey und v. Bonin (1951) haben bei Affen mehr Areae aufgefunden als beim Menschen. Dieser Sachverhalt steht mit dem Problem der Abgrenzung der Areae im Zusammenhang. Beim Menschen trifft das von O. Vogt vertretene Konzept der scharfen Grenzen nicht in allen Fällen zu und auch Brodmann (1909) erwähnt fließende Übergänge, so daß bei oberflächlicher Betrachtung die unscharf abgegrenzten Rindenfelder nicht erkannt werden. Damit im Einklang steht die Beurteilung der Arbeit von Bailey und v. Bonin durch Braak (1980): „. . . the only plausible explanation for their proposal of the ‚eulaminate' cortex is that the authors contended themselves with superficial observations." Die Abnahme der Anzahl corticaler Einheiten beim Menschen im Vergleich zu Säugetieren, wie Bailey und v. Bonin (1951) angeben, widerspricht auch dem phylogenetischen Wirkprinzip der additiven Morphogenese, wonach die Höherentwicklung durch eine Addition neuer Strukturfunktionseinheiten gekennzeichnet ist (Kirsche 1982).

Die Ursache vieler kontroverser Darstellungen ist allerdings auch darin begründet, daß die klassische architektonische Forschung keine quantitativ gesicherten Abgrenzungskriterien verwendete. In dieser Hinsicht sind die Arbeiten von Zilles et al. (1978 a, b, c, 1979 a, b, 1980, 1984) und von Fleischhauer et al. (1980) von besonderer Bedeutung. Mit einem fernsehtechnischen Analysator werden in einem vollautomatischen Meßvorgang objektive, quantifizierbare Kriterien für cytoarchitektonische Untersuchungen gewonnen. Dabei wird z. B. ein histologischer Schnitt in bis zu 40 000 Meßfelder à $60 \times 60\,\mu m^2$ Fläche zerlegt. In jedem Meßfeld erfolgt die Bestimmung des Grauwertindex, der ausdrückt, wieviel Prozent der Meßfläche über oder unter einer wählbaren Grauwertschwelle liegt.

In Weiterentwicklung der Methode werden die verschiedenen Dichtestufen der Nervenzellpackung in *einem* Computerausdruck dargestellt. Mit dieser Methode konnte im Grundsätzlichen das Ausmaß der arealen Gliederung der klassischen architektonischen Forschung an verschiedenen Tieren bestätigt werden, wobei gleichzeitig auch fehlerhafte Darstellungen berichtigt wurden. Daß eine weitgehende Aufgliederung der Hirnrinde keine unbegründete Übertreibung darstellt, konnte Rehkämper et al. (1984) im Hyperstriatum ventrale von Columba domestica mit der gleichen Methode nachweisen. Während dieses Griseum bisher als architektonisch einheitlicher Komplex angesehen wurde, gelang mit dieser neuen Methode die Aufgliederung in 12 architektonische Einheiten.

Für die Richtigkeit der Brodmann-Vogtschen Hirnrindengliederung spricht auch die Tatsache, daß zu den ermittelten corticalen Areae jeweils ein Thalamuskern mit spezifischer Architektonik gehört (Hassler 1962). Daß eine weitergehende Felderung der Hirnrinde entsprechend den myeloarchitektonischen Befunden Vogts auch funktionelle Bedeutung hat, zeigt die supplementäre motorische Area, welche der Area 6aβ (Vogt) entspricht. Die moderne funktionell orientierte Darstellung des Cortex cerebri von Creutzfeldt (1983) nimmt immerhin Bezug auf über 40 Areae der Brodmann-Vogtschen Hirnkarten. Der Autor betont die Vorzüge dieser Hirnkarten, da diese „trotz einiger Unkorrektheit nach wie vor als Grundlage für eine orientierende Topographie und Homologisierung der Hirnrindenfelder bei verschiedenen Spezies angesehen werden können".

Brodmann (1925) hat kritisch auf die Problematik der Erstellung von Hirnkarten hingewiesen und betont, daß jede schematische Darstellung gewisse Entstellungen der Wirklichkeit mit sich bringt, da eine dreidimensionale Hirnoberfläche in eine Ebene projiziert werden muß. Diese Angaben Brodmanns sowie seine Bemerkungen zu einer möglichen Homologisierung von Areae gleicher Numerierung bei verschiedenen Tiergehirnen sollten bei Benutzung von Hirnkarten beachtet werden. Allerdings ist der Begriff der Homologie für Strukturen festgelegt, welche bei gleicher Lage im Bauplan eine einheitliche Abstammung aufweisen. Da jedoch hinsichtlich der Abstammung der einzelne Areae im Hirnbauplan noch keine Klarheit besteht, ist es ratsam, von Äquivalenz zu sprechen. In Berücksichtigung der reizphysiologischen Untersuchungen Vogts stellen jedoch nur solche Hirnrindenfelder äquivalente Grisea dar, welche eine morphologische *und* funktionelle Übereinstimmung aufweisen. Die Erfüllung dieser Bedingung entspricht der Auffassung Vogts (1925) „Morphologische Merkmale kommen deshalb nur so weit in Betracht, als sie physiologische Besonderheiten ausdrücken."

Durch beachtliche Fortschritte der Elektrophysiologie gelang eine entscheidende Vertiefung der Kenntnisse über Beziehungen zwischen Struktur und Funktion im Bereich der Hirnrinde (Creutzfeldt 1983 Lit!). Das betrifft sowohl spontane und evozierte elektrische Potentiale der Hirnrinde als auch die funktionelle Topographie sensorischer und motorischer Felder. Diese Untersuchungen zeigen eine viel weitergehende Zuordnung von Funktionen zur Hirnrinde, als die klassische Architektonik erwarten ließ. Einzelbefunde können hier nicht erörtert werden, sind aber in der ausgezeichneten Darstellung von Creutzfeldt (1983) sehr instruktiv wiedergegeben oder aus Einzelarbeiten zu entnehmen (Hyvärinen 1981; Iwamura 1983 a, b).

In diesem Zusammenhang muß darauf hingewiesen werden, daß selbst die Klassiker der architektonischen Hirnforschung niemals den Standpunkt vertreten haben, daß die Hirnrindenfunktion als Summe der Funktionen isolierter Areae anzusehen sei. Durch Verbindungen der Hirnrindenareale ergeben sich neue funktionelle Qualitäten. „Dabei wären mehr oder weniger ausgesprochene ‚Ganzheitsleistungen' des Gehirns auf die schon von Meynert dazu herangezogenen Leitungsverbindungen zwischen den einzelnen Grisea zurückzuführen." (O. Vogt 1943)

In den letzten Jahren wurde die architektonische Hirnforschung durch Erarbeitung der Pigmentarchitektonik (E. und H. Braak) wesentlich erweitert (H. Braak 1980, Lit.!). In Übereinstimmung mit der Auffassung von O. Vogt gelang es mit dieser Methode Lamina-spezifische Veränderungen als Einfluß des Alterns und bei Hirnerkrankungen nachzuweisen (Braak 1979; Braak et al. 1980, 1983, 1984; Stockhausen und Braak 1984). Die von Stockhausen und Braak (1984) nachgewiesenen Veränderungen bei Morbus Parkinson im Isocortex (= Neocortex) beinhalten eine eindeutige Bestätigung der Vogtschen Pathoklisenlehre. Die Autoren fanden pathologische Veränderungen vorzugsweise der kleineren Pyramidenzellen der Lamina III a, b. Braak (briefliche Mitteilung vom 12. 1. 1985) ist in Übereinstimmung mit O. Vogt davon überzeugt, daß jeder Nervenzelltypus im Gehirn eine ihm eigene Art hat, auf schädigende Einwirkungen zu reagieren.

Haug et al. (1983, 1984) haben mit quantitativen Untersuchungen in Übereinstimmung mit der Auffassung Vogts für die untersuchten Areae jeweils spezifische Altersveränderungen nachgewiesen. Die Ergebnisse stehen mit dem Begriff der Orthoklise (Vogt) im Zusammenhang und Haug et al. (1984) folgern daraus: „The most important fact is that each cortical area has its own history of aging." Haug et al. (1984) wiesen ferner nach, daß Hirnteile von älteren Menschen während der Fixierung weniger schrumpfen als von jungen Menschen. Dadurch ergibt sich eine geringere Neurondichte bei älteren Menschen, ein Sachverhalt, der von Brody (1955, 1970) fehlerhaft als hochgradiger Neuronverlust interpretiert wurde und noch heute in diesem Sinne zitiert wird!

Für die Beurteilung des Grades der regenerativen Kapazität des Gehirns nach Verletzungen bei Amphibien und für den Nachweis erfolgreicher Transplantation des Endhirnes dieser Tiere ist die normale Cytoarchitektonik des Telencephalons die entscheidende Vergleichsgrundlage (Kirsche 1983). Dabei stellen die von den Matrixzonen ausgehenden Migrationsvorgänge raumzeitliche Veränderungen der Cytoarchitektonik dar. Auch für die Aufdeckung von Hirnentwicklungsstörungen während der Embryonalperiode ist die möglichst quantitative Analyse der Veränderungen des Raum-Zeitmusters der neuronalen Organisation von erheblicher Bedeutung. Erst die Kenntnis dieser normalen Entwicklungsabläufe (Orzhekhovskaya 1983) gestattet uns, Abweichungen im Sinne einer Pathoarchitektonik im embryonalen Gehirn festzustellen (Stewart et al. 1975; Caviness 1982). Derartige während der Embryonalperiode auftretende Entwicklungsstörungen (Mikrodysgenesien) sind im Gehirn Erwachsener nachweisbar (Veith 1966; Veith und Wicke 1968).

Eine weitere praxisorientierte Beziehung der topistischen Hirnforschung ergibt sich durch die Anwendung der Computertomographie (Barat et al. 1978; Mazzochi und Vignolo 1979; Klahre und Schulze 1985). Klahre und Schulze (1985) untersuchten 52 Patienten mit computertomographisch definierten zerebralen Herdläsionen nach einem festgelegten Programm klinisch-neurologisch, neuropsychologisch und testpsychologisch. Die Autoren wiesen einen hohen Grad der Korrelation hirnpathologischer Syndrome mit zerebralen Läsionen nach, so daß auch von klinischer Seite die Lokalisationstheorie im Sinne Vogts durch Anwendung eines nicht-invasiven Verfahrens eine weitere Bestätigung erfährt.

Neue Ergebnisse konnten ferner in der mikroskopischen Ebene der Organisation der Hirnrinde erzielt werden, die wir im Sinne der Vertiefung der funktionsbezogenen architektonischen Hirnforschung interpretieren möchten. Die klassische Architektonik hat ein dreidimensionales Ordnungsprinzip zur Grundlage, welches im lebenden Organismus in Abhängigkeit zur Zeit Veränderungen aufweist und das innerhalb der arealen Gliederung in neuerer Zeit durch kleinere Struktur-Funktionseinheiten ergänzt wird.

Die schon aus der Zeit der klassischen Cytoarchitektonik bekannte vertikale Anordnung der Neurone zu Zellsäulen wurden inzwischen als allgemeines Ordnungsprinzip einer columnaren Organisation der Hirnrinde erkannt. Goffinet (1983, 1984) hat die Beziehung der radialen Organisation der Hirnrinde zur Phylogenese bei Reptilien aufgezeigt und fand im Gegensatz zu den ancestralen Schildkröten bei Lacertilia eine gut entwickelte radiale Organisation der Hirnrinde, die bei Lacertilia und Mammalia als evolutionäre Konvergenz gedeutet wird. Durch elektrophysiologische Untersuchungen wurden die Zellsäulen (300–600 µm Durchmesser) als Funktionseinheiten der Hirnrinde erkannt (Hubel und Wiesel 1963, 1968; Hubel et al. 1978).

Das columnare oder moduläre Organisationsprinzip (Mountcastle 1978) wird durch Projektion der Receptoren im Bereiche der Vibrissae zur spezifischen tonnenförmigen Zellanordnungen („barrels") des somatosensorischen Cortex verschiedener Nagetiere besonders gut erkennbar (Woolsey und van der Loos 1970; Weller 1972; Woolsey 1978; Harris und Woolsey 1983). In der Area striata finden sich Zellbänder, sog. okuläre Dominanzsäulen (Hubel und Wiesel), welche ipsilaterale Afferenzen bzw. Afferenzen vom kontralateralen Auge erhalten.

Mit der autoradiographischen ^{14}C-deoxyglucose-Technik (Kennedy et al. 1976; Wallace 1983) lassen sich sog. Okularitätsstreifen experimentell nachweisen, wenn während des Versuchs ein Auge geschlossen bleibt. Innerhalb der modulären Organisation der Hirnrinde (Szentágothai 1975) existiert eine spezifische Anordnung und Verschaltung der Neurone (Szentágothai 1978; Winkelmann 1984), so daß Szentágothai (1977) die Funktion von Neuronnetzen vor allem auf die speziellen geometrischen Verhältnisse im Verband der Neurone zurückführt und Tömböl (1978) eine „Golgi architecture of interneurons" beschreibt.

Diese hier erwähnten Organisationsformen der Hirnrinde repräsentieren wie die Hirnrindenfelder der klassischen Cytoarchitektonik ein allgemeines funktionell orientiertes Ordnungsprinzip (Kirsche 1977). Dieses ist auch im ultrastrukturellen Bereich erkennbar, u. a. in den von Szentágothai (1971) beschriebenen „Hülsen" in der Umgebung der Spitzendendriten der Pyramidenzellen („synaptic cartridges").

Trotz bestehender Unterschiede zwischen den bekannten cytoarchitektonischen Einheiten und dem modernen modulären Bauprinzip der Hirnrinde liegt allen bisher beschriebenen strukturellen Gesetzmäßigkeiten ein dreidimensionales Ordnungsprinzip zugrunde, welches Bestandteil einer funktionell orientierten architektonischen Hirnforschung ist. Die von Oskar Vogt begründete funktionbezogene architektonische Hirnforschung hat demnach bei Weiterentwicklung nichts an Aktualität verloren, da die heute erkannten neuronalen Ordnungsprinzipien als Forschungsergebnis einer modernen funktionsbezogenen Neuroarchitektonik zu werten sind.

6. Danksagung

Frau Professor Dr. Marthe Vogt, Institute of Animal Physiology Babraham Cambridge, danke ich herzlich für die Übermittlung von wertvollen Informationen aus der Zeit ihrer Tätigkeit im Neurobiologischen Laboratorium der Universität Berlin bei ihren Eltern Cécile und Oskar Vogt.

Frau Dr. sc. Christa Kirsten, Direktor des Zentralen Archivs der Akademie der Wissenschaften der DDR, und den Mitarbeitern dieses Archivs, sowie Herrn Dr. Heinz Kossack, Leiter des Archivs der Humboldt-Universität zu Berlin habe ich für die Unterstützung bei der Durchsicht des Nachlasses Vogt und entsprechender Akten herzlich zu danken.

Herrn Professor Dr. A. Hopf, Direktor des Cécile und Oskar Vogt Institutes der Universität Düsseldorf, danke ich für die Genehmigung zur Auswertung des im Archiv der Akademie der Wissenschaften der DDR in Form von Fotokopien vorliegenden Nachlasses Vogt.

Mein Dank gebührt ferner Frau Dorothee Beheim-Schwarzbach, Mitarbeiterin von Cécile und Oskar Vogt in Berlin-Buch und Neustadt im Schwarzwald, für wertvolle Hinweise, Überlassung von Sonderdrucken und die Gewährung der Einsichtnahme in eigene Aufzeichnungen.

Herrn Minister OMR Dr. Bodo Schönheit danke ich für die Bereitstellung des Sammelbandes „Akademie der Medizinischen Wissenschaften der UdSSR – 40 Jahre" Moskau 1984, aus dem die Abb. 8 entnommen wurde.

Schließlich danke ich Herrn Dozent Dr. sc. med. Helmke Schierhorn für eine Information zu Abbildung 8.

Anmerkungen

1 O. Vogt: „Mein Dank an Husum". Frau D. Beheim-Schwarzbach danke ich für die Übersendung der Durchschrift des Manuskriptes.
2 Universitätsarchiv der Humboldt-Universität zu Berlin UK Personalia V42 (Vogt) Bl. 48.
3 Berichtet nach Hassler 1960, Arch. Psychiatr. 100 (1960) 239–256.
4 Briefliche Mitteilung von Frau Professor Dr. Marthe Vogt, Cambridge vom 12. 3. 1984 und 23. 11. 1984.
5 Universitätsarchiv der Humboldt-Universität UK Nr. 304, Bl. 155.
6 Universitätsarchiv der Humboldt-Universität UK Nr. 304, Bl. 153.
7 AdW der DDR – Archiv-Sign. NL Vogt 801–99.
8 Universitätsarchiv der Humboldt-Universität UK Nr. 304, Bl. 163.
9 Universitätsarchiv der Humboldt-Universität UK Nr. 304, Bl. 161.
10 AdW der DDR – Archiv-Sign. NL Vogt 7200.
11 Ebenda.
12 Nähere Angaben bei J. Richter (1976 a) und Hassler (1970).
13 Siehe Anm. 10.
14 Siehe Anm. 2.
15 Siehe Anm. 1.
16 Nach Auskunft des Leiters des Archivs der Humboldt-Universität zu Berlin, Herrn Dr. H. Kossack, befindet sich in den Archivalien der Antrag auf Eröffnung des Habilitationsverfahrens von Dr. K. Brodmann, jedoch kein Gutachten.
17 Köln. Illustrierte Zeitung Nr. 43 (1931). Herrn Dr. J. Richter danke ich für den Hinweis auf diese Veröffentlichung.

7. Literaturverzeichnis

Adrianov, O. S., und V. V. Amunz: To the 50th anniversary of the brain research institute of the USSR AMS. J. Hirnforsch. **20** (1979) 1–2.

Bailey, P., und G. v. Bonin: The isocortex of man. University of Illinois Press. Urbana 1951.

Baillarger, J.-G.-F.: Recherches sur la structure de la couche corticale des circonvolutions du cerveau. Mem. Acad. R. Med. Belg. **8** (1840) 149–183.

Barat, M., Ph. Constant, J. M. Mazaux, J. M. Caillé, L. Armé: Correlations anatomicocliniques dans l'aphasie. Rev. Neurol. Paris **134** (1978) 611–617.

Beheim-Schwarzbach, D.: Cytoarchitektonik der Dorsalfläche der 1. Temporalwindung links (T1) bei sechs menschlichen Gehirnen (darunter vier Elitegehirne) der Sammlung C. und O. Vogt. Z. mikrosk.-anat, Forsch. Leipzig **88** (1974) 325–363.

Betz, V.: Anatomischer Nachweis zweier Gehirnzentren. Zentralbl. Med. Wiss. **12** (1874) 578–580; 595–599.

Braak, H.: Spindle-shaped appendages of IIIab-pyramidal cells filled with lipofuscin: a striking pathological change of the senescent human isocortex. Acta Neuropathol. **46** (1979) 197–202.

Braak, H.: Architectonics of the human telencephalic cortex. Springer-Verlag, Berlin-Heidelberg-New York 1980.

Braak, E., H. Braak, H. Strenge and U. Muhtaroglu: Age-related alterations of the proximal axon segment in lamina IIIab-pyramidal cells of the human isocortex. A. Golgi and fine structural study. J. Hirnforsch. **21** (1980) 531–535.

Braak, H., E. Braak, and H. H. Goebel: Isocortical pathology in type C Niemann-Pick disease. A combined Golgi-pigmentoarchitectonic study. J. Neuropath. and Exp. Neurol. **42** (1983) 671–687.

Braak, H., E. Braak, H. Strenge and N. Koppang: Canine ceroid lipofuscinosis, a model for ageing of the human isocortex. Gerontology **30** (1984) 215–217.

Brazier, M. A. B.: Architectonics of the cerebral cortex: Research in the 19th century. In: Architectonics of the cerebral cortex. Ed. by M. A. B. Brazier and H. Petsche, pp. 9–29. Raven Press New York 1978.

Brodmann, K.: Vergleichende Lokalisationslehre der Großhirnrinde. In ihren Prinzipien dargestellt auf Grund des Zellenbaues. J. A. Barth Verlag, Leipzig 1909. 2. Aufl. 1925.

Brody, H.: Organization of the cerebral cortex. III. A study of aging in the human cerebral cortex. J. comp. Neurol. **102** (1955) 511–556.

Brody, H.: Structural changes in the aging nervous system. Interdiscipl. Topics Geront. **7** (1970) 9–21.

Caviness, Verne S. jr.: Neocortical histogenesis in normal and reeler mice: A development study based upon (3H) thymidine autoradiography. Developmental Brain Research **4** (1982) 293–302.

Creutzfeldt, O. D.: Cortex cerebri. Leistung, strukturelle und funktionelle Organisation der Hirnrinde. Springer-Verlag Berlin-Heidelberg-New York-Tokyo 1983.

Fleischhauer, K., K. Zilles and A. Schleicher: A revised cytoarchitectonic map of neocortex of the rabbit (Oryctolagus cuniculus). Anat. Embryol. **161** (1980) 121–143.

Forel, A.: Rückblick auf mein Leben. Europa-Verlag Zürich 1935.

Gennari, F.: De Peculiari Structura Cerebri. Nonnullisque Ejus Morbis Parma 1782 (zit. nach Brazier 1978).

Goffinet, A. M.: The embryonic development of the cortical plate in reptiles: A comparative study in Emys orbicularis and Lacerta agilis. J. Comp. Neurol. **215** (1983) 437–452.

Goffinet, A. M.: Phylogenetic determinants of radial organization in the cerebral cortex. Z. mikrosk.-anat. Forsch. **98** (1984) 909–925.

Hammarberg, C.: Studien über Klinik und Pathologie der Idiotie nebst Untersuchungen über die normale Anatomie der Hirnrinde. Upsala, Akad. Buchdruckerei 1895.

Harris, R. M., and Th. A. Woolsey: Computer-assisted analyses of barrel neuron axons and their putative synaptic contacts. J. Comp. Neurol. **220** (1983) 63–79.

Hassler, R.: Die Entwicklung der Architektonik seit Brodmann und ihre Bedeutung für die moderne Hirnforschung. Deutsche Medizinische Wochenschrift **87** (1962) 1180–1185.

Hassler, R.: Die Erforschung des Gehirns. Zum 100. Geburtstag von Oskar Vogt. Frankfurter Allgemeine Zeitung vom 6. 4. 1970.

Haug, H., U. Barmwater, R. Eggers, D. Fischer, S. Kühl and N.-L. Sass: Anatomical changes in aging brain: Morphometric analysis of the human prosencephalon. In: Brain Aging: Neuropathology and Neuropharmacology (Aging, Vol. 21). Edited by Cervós-Navarro and H.-I. Sarkander, Raven Press, New York 1983.

Haug, H., St. Kühl, E. Mecke, N.-L. Sass and K. Wasner: The significance of morphometric procedures in the investigation of age changes in cytoarchitectonic structures of human brain. J. Hirnforsch. **25** (1984) 353–374.

Heinze, G.: Zytoarchitektonische Untergliederung der Area occipitalis. J. Hirnforsch. **1** (1954) 173–198.

Hopf, A.: Die Myeloarchitektonik des Isocortex temporalis beim Menschen. J. Hirnforsch. **1** (1954 a) 208–279.

Hopf, A.: Zur architektonischen Gliederung der menschlichen Hirnrinde. Kritische Bemerkungen zu modernen Strömungen in der Architektonik. J. Hirnforsch. **1** (1954 b) 442–496.

Hopf, A.: Zur Frage der Konstanz und Abgrenzbarkeit myeloarchitektonischer Rindenfelder. Deutsche Zeitschr. f. Nervenheilkunde **172** (1954 c) 188–200.

Hopf, A.: Die Lokalisation in der Großhirnrinde vom Ståndpunkt des Anatomen. Der Nervenarzt **32** (1961) 301–307.

Hubel, D. H., and T. N. Wiesel: Shape and arrangement of columns in cat's striate cortex. J. Physiol. **165** (1963) 559–568.

Hubel, D. H., and T. N. Wiesel: Receptive fields and functional architecture of monkey striate cortex. J. Physiol. (Lond.) **195** (1968) 215–243.

Hubel, D. H., T. N. Wiesel and M. P. Stryker: Anatomical demonstration of orientation columns in Macaque monkey. J. comp. Neurol. **177** (1978) 361–379.

Hyvärinen, J.: Regional distribution of functions in parietal association area 7 of the monkey. Brain Research **206** (1981) 287–303.

Iwamura, Y., M. Tanaka, M. Sakamoto and O. Hikosaka: Functional subdivisions representing different finger regions in area 3 of the first somatosensory cortex of the conscious monkey. Exp. Brain Res. **51** (1983 a) 315–326.

Iwamura, Y., M. Tanaka, M. Sakamoto and O. Hikosaka: Converging patterns of finger representation and complex response properties of neurons in area 1 of the first somatosensory cortex of the conscious monkey. Exp. Brain Res. **51** (1983 b) 327–337.

Kennedy, C., des Rosiers, M. H., O. Sakurada, M. Shinohara, M. Reivich, J. W. Jehle and L. Sokoloff: Metabolic mapping of the primary visual system of the monkey by means of the autoradiographic (^{14}C) deoxyglucose technique. Proc. Natl. Acad. Sci. USA **73** (1976) 4230–4234.

Kirsche, W., und K. Kirsche: Zur Fibrilloarchitektonik des Neocortex von Macaca mulatta, Zimmermann. J. Hirnforsch. **5** (1962) 83–124.

Kirsche, W.: Zur funktionellen Morphologie der neuronalen Organisation. In: Neurowissenschaft im Licht morphologischer Forschungen. Hrsg. G. H. Schumacher und G. Geyer, Ergebn. exp. Med. **25** (1977) 9–60.

Kirsche, W.: Zur Evolution des Telencephalons. In: Biologische Evolutionstheorie und Medizin. Hrsg.: R. Löther (1982) 57–108.

Kirsche, W.: The significance of matrix zones for brain regeneration and brain transplantation with special considerations of lower vertebrates. In: Neural tissue transplantation research. Ed. by Robert B. Wallace and Gopal D. Das. Springer-Verlag New York-Berlin-Heidelberg-Tokyo, 1983, 65–104.

Klahre, M., und H. A. F. Schulze: Über die Zuordnung hirnpathologischer Syndrome zu computertomographisch definierten Herdläsionen der linken Hirnhälfte. J. Hirnforsch. **26** (1985) 291–310.

Lashley, K. S., and G. Clark: The cytoarchitecture of the cerebral cortex of Ateles: A critical examination of architectonic studies. J. Comp. Neurol. **85** (1946) 223–306.

Lewis, W. B.: On the comparative structure of the cortex cerebri. Brain **1** (1878) 79–86.

Mazzocchi, F., and L. A. Vignolo: Localization of lesions in aphasia: Clinical-CT-Scan correlations in stroke patients. Cortex **15** (1979) 627–654. Zit. nach Klahre u. Schulze 1985.

Meynert, Th.: Der Bau der Grosshirnrinde und seine örtlichen Verschiedenheiten, nebst einem pathologisch-anatomischen Corollarium. Vierteljahresschrift für Psychiatrie I. 1867 Neuwied & Leipzig, Verlag der J. H. Heuserschen Buchhandlung 77–93 und 125–217 und II. 1868, 88–113.

Mountcastle, V. B.: An organizing principle for cerebral function: the unit module and the distributed system. In: G. M. Edelman and V. B. Mountcastle (eds.): The mindful brain: cortical organization and the groupselective theory of higher brain function. MIT Press, Cambridge/Mass, London (1978) 7–50.

Orzhekhovskaya, N. S.: Cytoarchitectonics of the frontal area fields of the cerebral cortex in Papio hamadryas and Macaca rhesus in ontogenesis. Arch. Anat. Histol. Embryol. **LXXXIV** (1983) H. 6, 25–33.

Ramón y Cajal, S.: Regeln und Ratschläge zur wissenschaftlichen Forschung. Verlag Ernst Reinhardt, München 1933.

Rehkämper, G., K. Zilles and A. Schleicher: A quantitative approach to cytoarchitectonics. IX. The areal pattern of the hyperstriatum ventrale in the domestic pigeon, Columba livia f. d. Anat. Embryol. **169** (1984) 319–327.

Richter, J.: Oskar Vogt, der Begründer des Staatsinstituts für Hirnforschung. Ein Beitrag zur Geschichte der deutsch-sowjetischen Wissenschaftsbeziehungen im Bereich der Neurowissenschaften. Psychiatrie, Neurologie u. med. Psychologie **28** (1976 a) 385–395.

Richter, J.: Oskar Vogt und die Gründung des Berliner Kaiser-Wilhelm-Instituts für Hirnforschung unter den Bedingungen imperialistischer Wissenschaftspolitik. Psychiatrie, Neurologie u. med. Psychologie **28** (1976 b) 449–457.

Sarkissov, S. A., I. N. Filimonoff, E. P. Kononowa, I. S. Preobraschenskaja and L. A. Kukuew: Atlas of the cytoarchitectonics of the human cerebral cortex. Medgiz, Moscow 1955.

Schlapp, M.: Der Zellenbau der Großhirnrinde des Affen Macacus cynomolgus. Arch. Psych. und Nervenkrankheiten **30** (1898) 583–607.

Schulze, H. A. F.: Über die Zuordnung experimenteller und klinischer Befunde zu rindenarchitektonischen Einheiten. Psychiatrie, Neurologie und med. Psychol. **12** (1960 a) 297–305.

Schulze, H. A. F.: Die Bedeutung der klinischen Neuroanatomie als eigene Arbeitsrichtung. Das Deutsche Gesundheitswesen **15** (1960 b) 2359–2364.

Schulze, H. A. F.: Die Begründung des wissenschaftlichen „Hypnotismus" in Deutschland durch Oskar Vogt. Psychiatrie, Neurologie u. med. Psychologie **15** (1963) 189–192.

Stephan, H.: Allocortex. Handbuch der mikroskopischen Anatomie des Menschen. 4. Band Nervensystem 9. Teil. Springer-Verlag Berlin–Heidelberg–New York 1975.

Stewart, R. M., D. P. Richmann and V. S. Caviness jr.: Lissencephaly and pachygyria. An architectonic and topographical analysis. Acta neuropath. (Berl.) **31** (1975) 1–12.

Stockhausen, P., and H. Braak: Morphological changes of the isocortex in morbus Parkinson. Clinical Neuropathol. **3** (1984) 206–209.

Szentágothai, J.: Some geometrical aspects of the neocortical neuropil. Acta biol. Acad. Sci. hung. **22** (1971) 107–124.

Szentágothai, J.: The "module-concept" in cerebral cortex architecture. Brain Res. **95** (1975) 475–496.

Szentágothai, J.: Der moduläre Bau nervöser Zentralorgane und dessen funktionelle Bedeutung. In: Neurowissenschaft im Lichte morphologischer Forschungen Hrsg. G.-H. Schumacher und G. Geyer Ergebn. exp. Med. **25** (1977) 61–78.

Szentágothai, J.: Specificity versus (quasi) Randomness in cortical connectivity. In: Architectonics of the cerebral cortex, edited by M. A. B. Brazier and H. Petsche Raven Press New York 1978, 77–97.

Tömböl, T.: Comparative data on the Golgi architecture of interneurons of different cortical areas in cat and rabbit. In: Architectonics of the cerebral cortex, edited by M. A. B. Brazier and H. Petsche, Raven Press, New York 1978, 59–76.

Veith, G.: Probleme des frühkindlichen Hirnschadens aus der Sicht des Morphologen. In: Die Prophylaxe frühkindlicher Hirnschäden, Thieme Verlag, Stuttgart 1966, 4–15.

Veith, G., und R. Wicke: Cerebrale Differenzierungsstörungen bei Epilepsie. Jahrbuch 1968, der Ministerpräsident des Landes Nordrhein-Westfalen – Landesamt für Forschung – Westdeutscher Verlag, Köln und Opladen 1968.

Vogt, O.: Über Fasersysteme in den mittleren und caudalen Balkenabschnitten. Neurol. Centralblatt **14** (1895) 208–218.

Vogt, O.: Flechsig's Associationscentrenlehre, ihre Anhänger und Gegner. Zeitschrift für Hypnotismus **5** (1897) 347–361.

Vogt, C.: Étude sur la myélinisation des hémisphères cérébraux. Travail du Laboratoire Neurologique du Docteur O. Vogt à Berlin 1900.

Vogt, O.: Zur Erweiterung unserer Zeitschrift. Zeitschrift f. Hypnotismus **10** (1902) 375–380.

Vogt, O.: Zur anatomischen Gliederung des Cortex cerebri. J. Psychol. u. Neurol. **2** (1903) 160–180.

Vogt, C., und O. Vogt: Die Markreifung des Kindergehirns während der ersten vier Lebensmonate. Mit Atlas. Neurobiolog. Arbeiten, II. Denkschriften der med.-nat.-wiss. Ges. **9** (1904) Gustav Fischer, Jena.

Vogt, O.: Über die myelogenetische Gliederung des Cortex cerebelli. J. Psychol. u. Neurol. (Lpz.) **5** (1905) 235–250.

Vogt, O.: Über structurelle Hirncentra, mit besonderer Berücksichtigung der strukturellen Felder des Cortex pallii. Verhandlungen der Anatomischen Gesellschaft auf der 20. Versammlung in Rostock vom 1.–5. Juni 1906 (1906 a).

Vogt, O.: Der Wert der myelogenetischen Felder der Großhirnrinde. Anat. Anz. **29** (1906 b) 283–287.

Vogt, C., und O. Vogt: Zur Kenntnis der elektrisch erregbaren Hirnrindengebiete bei den Säugetieren. J. Psychol. Neurol. **8** (1907) 277–456.

Vogt, O.: Studien über das Artproblem. 1. Mitteilung: Über das Variieren der Hummeln. 1. Teil. Sitzungsberichte der Gesellschaft Naturforschender Freunde **1** (1909) 28–84.

Vogt, O.: Nouvelle contribution à l'étude de la myéloarchitecture de l'écorce cérébrale. XXme Congrès des médecins Aliénistes et Neurologistes de France a Bruxelles-Liege 1–8 aout (1910 a) 1–11.

Vogt, O.: Die myeloarchitektonische Felderung des menschlichen Stirnhirnes. J. Psychol. u. Neurol. **15** (1910 b) 221–232.

Vogt, O.: Studien über das Artproblem 2. Mitteilung. Über das Variieren der Hummeln. 2. Teil. Sitzungsberichte der Gesellschaft Naturforschender Freunde **1** (1911 a) 31–74.

Vogt, O.: Die Myeloarchitektonik des Isocortex parietalis. J. Psychol. Neurol. **18** (1911 b) 379–390.

Vogt, O.: Über Forscher und Organnisation der Forschung. Nord und Süd **37** (1912 a) 346–357.

Vogt, O.: Bedeutung, Ziele und Wege der Hirnforschung. Nord und Süd Febr. (1912 b) 1–6.

Vogt, O.: Diplomatie als angewandte Psychologie. BZ am Mittag 22. 12. 1918 Vorausabdruck von Nord und Süd Febr. 1919.

Vogt, C., und O. Vogt: Allgemeine Ergebnisse unserer Hirnforschung. J. Psychol. Neurol. **25** (1919 a) Erg.-Heft 1, 279–461.

Vogt, C., und O. Vogt: Wissenschaftliche Forderungen an den modernen Staat. Nord und Süd, März (1919 b) 245–250.

Vogt, C., und O. Vogt: Zur Kenntnis der pathologischen Veränderungen des Striatum und des Pallidum und zur Pathophysiologie der dabei auftretenden Krankheitserscheinungen. Sitzungsberichte der Heidelberger Akademie der Wissenschaften Jahrgang 1919. 14. Abhandlung (1920) 1–56.

Vogt, C., und O. Vogt: Zur Lehre der Erkrankungen des striären Systems. J. Psychol. Neurol. (Lpz.) **25** (1920) Erg-H. 3, 627–846.

Vogt, O.: Ergebnisse der Analyse gewisser Merkmale einiger Insektengattungen. Die Naturwissenschaften Heft 18 (1921) 1–4.

Vogt, C., und O. Vogt: Erkrankungen der Großhirnrinde im Lichte der Topistik, Pathoklise und Pathoarchitektonik. J. Psychol. Neurol. **28** (1922) 1–171.

Vogt, O.: Der Begriff der Pathoklise. J. Psychol und Neurol. (Lpz.) **31** (1925) 245–255.

Vogt, C.: Topistik und psychiatrische Klassifikation. Zschr. f. ges. Neurol. u. Psychiatrie **101** (1926) 798–804.

Vogt, C., und O. Vogt: Die vergleichend-architektonische und die vergleichend-reizphysiologische Felderung der Großhirnrinde unter besonderer Berücksichtigung der menschlichen. Die Naturwissenschaften **14** (1926) 1191–1194.

Vogt, O.: Dank für Verleihung der Erb-Denkmünze. Verh. d. Gesellschaft Deutscher Nervenärzte 16. Jahresversammlung vom 24.–26. 9. 1926 (1926 a) 136–139.

Vogt, O.: Psychiatrisch wichtige Tatsachen der zoologisch-botanischen Systematik. Zschr. Neurol., Berlin **101** (1926 b) 805–832.

Vogt, O.: Architektonik der menschlichen Hirnrinde. Jahresvers. des Deutschen Vereins für Psychiatrie in Düsseldorf 23. und 24. 9. 1926 Allgem. Zeitschr. f. Psychiatrie **86** (1927) 247–266.

Vogt, O.: Die anatomische Vertiefung der Hirnlokalisationslehre. Forschungen und Fortschritte **4** (1928) 24.

Vogt, C., und O. Vogt: Das Zentralnervensystem. Die Grundlagen und die Teildisziplinen der mikroskopischen Anatomie des Zentralnervensystems. Handb. der mikr. Anatomie des Menschen 4. Band 1. Teil (1928). Hrsg. W. v. Möllendorff

Vogt, O.: 1. Bericht über die Arbeiten des Moskauer Staatsinstitutes für Hirnforschung. J. Psychol. u. Neurol. Lpz. **40** (1929) 108–118.

Vogt, O.: Warum treiben wir Hirnforschung. Forschungen und Fortschritte **7** (1931 a) 309–310.

Vogt, O.: Das Kaiser-Wilhelm-Institut für Hirnforschung. In: Forschungsinstitute, ihre Geschichte, Organisation und Ziele. Hrsg. von Brauer, Mendelssohn-Bartholdy und Meyer, Paul Parey Verl. Hamburg 1931 b.

Vogt, C., und O. Vogt: Zur spezifischen Variabilität unserer Organe. Die Naturwissenschaften **23** (1935) 496–499.

Vogt, O.: Das Institut der Deutschen Hirnforschungs-Gesellschaft m. b. H. in Neustadt/Schwarzwald. J. Psychol. Neurol. **47** (1936) 235–236.

Vogt, C., und O. Vogt: Sitz und Wesen der Krankheiten im Lichte der topistischen Hirnforschung und des Variierens der Tiere. I. Teil J. Psychol. und Neurol. Lpz. **47** (1937) 237–457.

Vogt, C., und O. Vogt: Sitz und Wesen der Krankheiten im Lichte der topistischen Hirnforschung und des Variierens der Tiere. J. Psychol. und Neurol. Lpzg. **48** (1938) 169–324.

Vogt, O.: Über nationale Hirnforschungsinstitute. J. Psychol. u. Neurol. **50** (1940) 1–10.

Vogt, C., und O. Vogt: Thalamusstudien I–III. J. Psychol. und Neurol. Lpzg. **50** (1941) 32–154.

Vogt, C., und O. Vogt: Morphologische Gestaltungen unter normalen und pathogenen Bedingungen. J. Psychol. und Neurol. Lpzg. **50** (1942) 165–524.

Vogt, O.: Der heutige Stand der cerebralen Organologie und die zukünftige Hirnforschung. Anat. Anz. **94** (1943) 49–96.

Vogt, O.: Wie weit lassen sich schon heute bei Funktionsanomalien des Gehirns anatomische Besonderheiten nachweisen. Der Nervenarzt **21** (1950) 337–339.

Vogt, O.: Die anatomische Vertiefung der menschlichen Hirnlokalisation. Klin. Wschr. **29** (1951) 111–125.

Vogt, C., und O. Vogt: Gestaltung der topistischen Hirnforschung und ihre Förderung durch den Hirnbau und seine Anomalien. J. Hirnforsch. **1** (1953) 1–46.

Vogt, O.: Alter und Untätigkeit. Die Gegenwart **186** (1953).

Vogt, O.: Korbinian Brodmann (1868–1918) In: Grosse Nervenärzte Band 2. herausgegeben von K. Kolle, Georg Thieme Verlag, Stuttgart (1959) 39–44.

Wallace, M. N.: Organization of the mouse cerebral cortex. A histochemical study using glycogen phosphorylase. Brain Res. **267** (1983) 201–216.

Weller, W. L.: Barrels in somatic sensory neocortex of the marsupial Trichosurus Vulpecula (Brush-tailed possum). Brain Res. **43** (1972) 11–24.

Winkelmannn, E.: Prinzipien der Verschaltung von Neuronen im Zentralnervensystem. Wiss. Z. Karl-Marx-Univ. Leipzig Math.-Naturwiss. R. **33** (1984) 475–484.

Woolsey, Th. A.: Some anatomical bases of cortical somatotopic organization. Brain, Behav. Evol. **15** (1978) 325–371.

Woolsey, T. A., and H. van der Loos: The structural organization of layer IV in the somatosensory region (S I) of mouse cerebral cortex. Brain Res. **17** (1970) 205–242.

Zilles, K., A. Schleicher and H.-J. Kretschmann: A quantitative approach to cytoarchitectonics. I. The areal pattern of the cortex of Tupaia belangeri. Anat. Embryol. **153** (1978 a) 195–212.

Zilles, K., A. Schleicher and H.-J. Kretschmann: A quantitative approach to cytoarchitectonics. II. The allocortex of Tupaia belangeri. Anat. Embryol. **154** (1978 b) 335–352.

Zilles, K., A. Schleicher and H.-J. Kretschmann: Quantitative Darstellunng cytoarchitektonischer Areale im cortex von Tupaia belangeri und SPF-Katze. Verh. Anat. Ges. **72** (1978 c) 409–411.

Zilles, K., G. Rehkämper, H. Stephan and A. Schleicher: A quantitative approach to cytoarchitectonics. IV. The areal pattern of the cortex of Galago demidovii (E. Geoffroy, 1796), (Lorisidae, Primates). Anat. Embryol. **157** (1979 a) 81–103.

Zilles, K., G. Rehkämper and A. Schleicher: A quantitative approach to cytoarchitectonics. V. The areal pattern of the cortex of Microcebus murinus (E. Geoffroy 1828), (Lemuridae, Primates). Anat. Embryol. **157** (1979 b) 269–289.

Zilles, K., B. Zilles and A. Schleicher: A quantitative approach to cytoarchitectonics. VI. The areal pattern of the cortex of the albino rat. Anat. Embryol. **159** (1980) 335–360.

Zilles, K., A. Wree, A. Schleicher and I. Divac: The monocular and binocular subfields of the rat's primary visual cortex: A quantitative morphology **226** (1984) 391–402.

8. *Biographien, die nicht im Text zitiert wurden:*

(Ein vollständiges Literaturverzeichnis der Arbeiten von C. und O. Vogt s. Hopf: J. Hirnforsch. 12 (1970) 1–10.

Hassler, R.: Zum Jubiläum des Hirnforscherehepaares Oskar und Cécile Vogt. Dtsch. med. Wschr. **75** (1950) 556–557.

Hassler, R.: Cécile und Oskar Vogt. Große Nervenärzte Band **2**, Georg Thieme Verlag Stuttgart 1959.

Hassler, R.: Oskar Vogt zum Gedächtnis. 6. 4. 1870–31. 7. 1959 Arch. Psychiatr. **200** (1960) 239–256.

Hassler, R.: Die Erforschung des Gehirns. Zum 100. Geburtstag von Oskar Vogt. Frankfurter Allgemeine Zeitung vom 6. 4. 1970.

Haymaker, W.: Cécile and Oskar Vogt. On the occasion of her 75th and his 80th birthday. Neurology **1** (1951) 179–218.

Hopf, A.: In memoriam Oskar Vogt. Ärztl. Forsch. **13** (1959) 477–478.

Hopf, A.: Oskar Vogt. 100th anniversary of his birthday. J. Hirnforsch. **12** (1970) 1–10.

Jung, R.: Oskar Vogt 80 Jahre, Cécile Vogt 75 Jahre! Forschungen und Fortschritte **26** (1950) 106–109.

Kirsche, W.: Das Institut für Hirnforschung und allgemeine Biologie in Neustadt im Schwarzwald. Psychiatrie, Neurologie und med. Psychol. **10** (1958) 359–363.

Kirsche, W.: Oskar Vogt. Forsch. u. Fortschr. **34** (1960) 60–63.

Kleist, K.: Oskar Vogt 80 Jahre, Cécile Vogt 75 Jahre. Arch. Psychiatr. **185** (1950) 619–623.

Kleist, K.: Oskar Vogt zum Gedächtnis. Der Nervenarzt **31** (1960) 337–340.

Krusemann, G.: In memoriam Oskar Vogt. Entomol. Berichten, Amsterdam **19** (1959) 170.

Meesen, H.: Cécile und Oskar Vogt und das Neustädter Hirnforschungsinstitut. Ärztliche Forschung, Wörishofen **4** (1950) 141–144.

Olszewski, J.: Cécile and Oskar Vogt. Arch. Neurol. Psychiatr. Chicago **64** (1950) 812–822.

Patzig, B.: Oskar Vogt 70 Jahre alt. Klin. Wschr. **19** (1940) 455.

Pfeifer, R. A.: Oskar Vogt zum 70. Geburtstag. Münch. Med. Wochenschr. Nr. 28 (1940) 753–754.

Richter, J.: Oskar Vogt – ein Pionier der deutsch-sowjetischen Wissenschaftsbeziehungen. Humanitas **17** (1984) 9.

Spatz, H.: Oskar Vogt zum 70. Geburtstag. Der Nervenarzt **13** (1940) 145–154.

9. *Quellennachweis der Abbildungen*

Abb. 1	J. Hirnforsch. 12 (1970) Seite 1
Abb. 2	Privatarchiv des Autors
Abb. 3	Aus A. Forel: Rückblick auf mein Leben. Europa – Verl. Zürich 1935
Abb. 4	J. Hirnforsch. 16 (1975) 1
Abb. 5	AdW der DDR – Archiv-Sign.: NL Vogt
Abb. 6	AdW der DDR – Archiv-Sign.: NL Vogt
Abb. 7	Privataufnahme des Autors
Abb. 8	Sammelband Akad. d. Wiss. d. UdSSR. Moskau 1984. 76
Abb. 9	Reproduktion privat
Abb. 10	Foto AdW der DDR
Abb. 11	Foto AdW der DDR
Abb. 12	Privataufnahme des Autors
Abb. 13	Privataufnahme des Autors
Abb. 14	Privataufnahme des Autors
Abb. 15	Privataufnahme des Autors
Abb. 16	Privatarchiv des Autors
Abb. 17	Aus R. Hassler: Arch. Psychiatr. Nervenhk. 200 (1960) 238 Springer-Verlag Berlin–Göttingen–Heidelberg
Abb. 18	Aus O. Vogt: Korbinian Brodmann (1868–1918), in: Große Nervenärzte Band 2. Herausgegeben von K. Kolle. Georg-Thieme Verlag Stuttgart 1959
Abb. 19	Reproduktion aus Vogt 1910
Abb. 20	Reproduktion aus Vogt 1926
Abb. 21	Reproduktion aus Vogt 1951
Abb. 22	Reproduktion aus Vogt 1951
Abb. 23	Reproduktion aus Vogt 1951

ISBN 3–05–500 006–4

FSC
www.fsc.org
MIX
Papier | Fördert gute Waldnutzung
FSC® C083411

Zeitfracht Medien GmbH
Ferdinand-Jühlke-Straße 7
99095 Erfurt, Deutschland
produktsicherheit@kolibri360.de